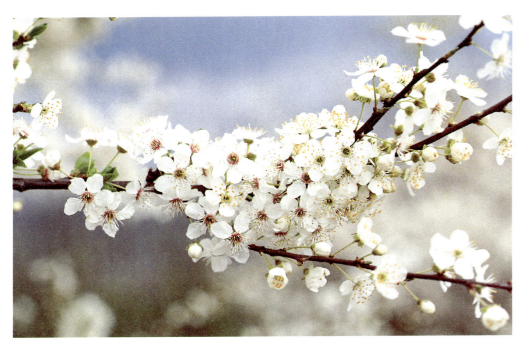

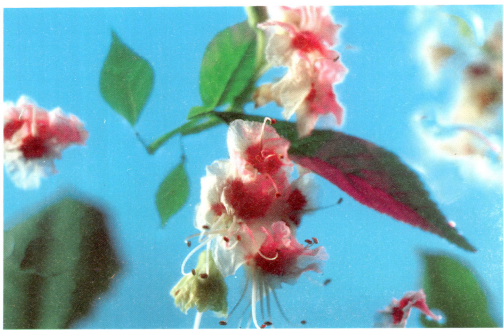

CorpoMente

Una collana *red edizioni* completamente nuova, essenziale, illustrata, leggibilissima, per imparare a rilassarci, a conoscerci, a liberare le nostre energie profonde.
Tante proposte, antiche o modernissime, per aiutarci a ritrovare i legami fra corpo e mente, fra saggezza orientale e razionalità occidentale, fra tradizione e attualità.
Per aiutarci a recuperare, nel nostro mondo frantumato, il tesoro del 'vivere integrale'.

L'autrice
Sigrid Schmidt, dopo studi scientifici, ha iniziato a interessarsi alla medicina alternativa, occupandosi in particolare di omeopatia, terapia della conversazione, floriterapia di Bach. Ha pubblicato un'altra opera sulla floriterapia applicata ai bambini (*Bach-Blüten für Kinder*).

Autore
Sigrid Schmidt
Illustrazioni
Anja Schwarz
Traduzione
Viviana Chiarlo
dall'originale tedesco
Innere Harmonie durch Bach-Blüten
© 1994 Gräfe und Unzer, Monaco
Redazione
Daniela Allegretti
Coordinamento
Paolo Giomo
Impaginazione
Icona
Editore
red./studio redazionale ©
via Volta 43, 22100 Como
I edizione: 1995
II edizione: 1995
III edizione: 1996
IV edizione: 1997
V edizione: 1997

I FIORI DI BACH

Nota al testo
I fiori di Bach non sono un rimedio miracoloso. Prima di utilizzarli occorre osservare se stessi in maniera critica, per poter trovare il fiore 'giusto'. È vero che i fiori di Bach possono essere associati ad altre terapie per alleviare determinati disturbi di origine psichica o fisica, tuttavia l'efficacia dei rimedi floreali sta principalmente nella conversione di uno stato d'animo negativo, dannoso, in uno positivo e benefico.
Questo manuale descrive come trattare i disturbi e le malattie di tutti i giorni con la floriterapia.
Sta a ciascun lettore decidere responsabilmente se e in quale misura i rimedi di Bach rappresentino per lui una valida alternativa alla medicina ufficiale. È necessario comunque tenere conto dei limiti dell'autoterapia e attenersi alle istruzioni contenute nel testo. In caso di malattie della cui gravità e del cui decorso non si è sicuri, è bene consultare un medico per non correre rischi.

INTRODUZIONE

Questo manuale è un'introduzione alla floriterapia di Bach; mi piacerebbe fosse anche una lettura stimolante e una guida per chi intende curarsi da solo seguendo i principi di questa terapia.

Edward Bach, che elaborò questo metodo di cura circa sessant'anni fa, prima passò attraverso tutte le tappe del percorso di formazione dei medici 'tradizionali'. Quando egli stesso visse l'esperienza della malattia, però (Bach era affetto da tumore), la sua concezione di malattia e salute cambiò in maniera tale che non riuscì più a conciliarla con i metodi della medicina accademica.

Bach individuò come vera causa di ogni malattia una profonda disarmonia della psiche, un'avversione generalmente inconscia verso il proprio destino, che appare nei piccoli malumori di ogni giorno. Per curare questa disarmonia, e con ciò prevenire le malattie, Bach andò alla ricerca di rimedi naturali. Con grande intuito li trovò in 38 fiori e nella pura acqua di sorgente, che utilizzò per produrre le essenze.

I rimedi floreali di Bach rappresentano una scelta libera in un'epoca come la nostra, caratterizzata dalla frenesia sia fuori sia dentro di noi; esse hanno un effetto armonizzante sulla nostra psiche: ci aiutano a superare le situazioni difficili, ci sostengono nella nostra evoluzione personale, ristabiliscono il nostro equilibrio fisico quando siamo malati.

Da anni curo i miei pazienti con i fiori di Bach e osservo con sempre nuova gioia i sorprendenti risultati che ottengo con essi. Queste esperienze mi hanno spinto a scrivere questo manuale per curarsi da soli.

Leggete con calma le spiegazioni che riguardano la terapia, il capitolo 'Guida alla scelta dei fiori' e il 'Repertorio'; studiate bene le descrizioni dei vari fiori e non abbiate fretta di scegliere. Imparerete presto a utilizzare con sicurezza questi semplici rimedi e a scoprirne i meravigliosi effetti su voi stessi. Vi auguro di cuore il miglior successo.

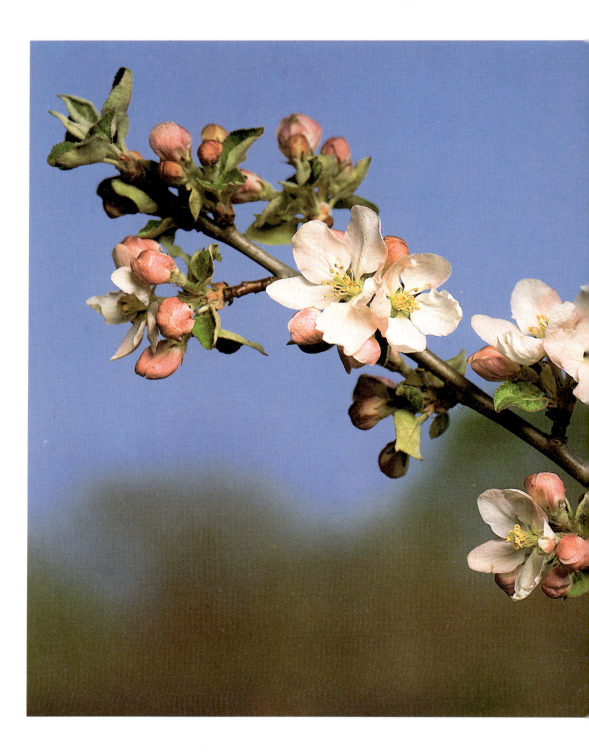

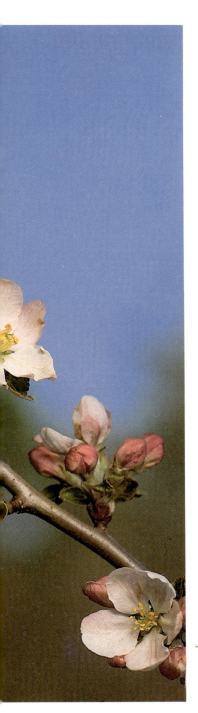

I Fiori di Bach

La particolarità dei fiori di Bach consiste nella possibilità di utilizzarli per curarsi da soli in modo semplice ed efficace, anche senza possedere particolari conoscenze mediche o capacità personali. È sufficiente che prendiate coscienza dei vostri sentimenti e che riusciate a esprimere verbalmente come vi sentite, cioè se al momento, per esempio, siete impazienti piuttosto che irritati o tristi.

Per ogni stato d'animo negativo esiste un rimedio di Bach che lo può attenuare o risolvere.

Prima che cerchiate i rimedi floreali che fanno per voi, vi proponiamo alcune importanti nozioni sui princìpi della terapia di Bach.

La Floriterapia

> *Se ho fame, vado in giardino a prendere una mela; se sono in collera, prendo una dose di Mimulus.*
>
> Edward Bach

La floriterapia di Edward Bach è un metodo di cura naturale, dolce, che vi permette di attenuare emozioni e stati d'animo negativi, così come, a lungo termine, di sviluppare positivamente la vostra personalità.

Con questa terapia non riuscirete purtroppo a guarire i disturbi psichici o le malattie fisiche che abbiano già dato origine a danni organici; tuttavia può essere affiancata ad altri metodi terapeutici per aumentarne l'efficacia.

Le notizie relative alla vita di Bach, al suo ritratto umano, alla sua concezione dell'esistenza e della malattia, sono volutamente contenute e molto semplificate. Se desiderate approfondire il pensiero di Bach e le origini filosofiche della floriterapia, vi consiglio di leggere le sue stesse opere (*vedi* l'Appendice bibliografica e documentaria').

La vita di Bach

Edward Bach era un medico inglese. Visse dal 1886 al 1936. Fin dalla sua infanzia dimostrò una notevole sensibilità, un grande intuito e una forte attrazione verso la natura. Già da ragazzo, Bach passava ore gironzolando per la campagna e osservando piante e animali. Imparò presto, per esempio, a distinguere i singoli fiori e le erbe sin dalle prime fasi della loro crescita. All'età di diciassette anni Bach iniziò a lavorare come apprendista nella fonderia di ottone di suo padre, dove entrò in contatto con la difficile situazione degli operai che, a causa delle cattive condizioni di lavoro e di vita, spesso erano malati ma non potevano permettersi le cure mediche necessarie. Bach afferrò intuitivamente che le cause di tali malattie dipendevano dalle tensioni emotive alle quali gli operai erano sottoposti. Ne fu molto colpito e sentì il bisogno di aiutare queste persone in un modo che rendesse superfluo il trattamento medico e fosse invece efficace già prima dell'insorgere della malattia. Probabilmente fu in questo periodo che nacque la sua ricerca, durata tutta la vita, di rimedi con i quali fosse possibile curarsi da sé.

Condizioni psichiche all'origine della malattia

Nel 1906 iniziò a studiare medicina; dopo gli studi per prima cosa si dedicò alla ricerca scientifica. Fu così che scoprì la relazione fra alcune patologie croniche e determinati ceppi batterici presenti nell'intestino umano, dai quali produsse i vaccini in grado di curare quei disturbi.

A partire dal 1918 Bach lavorò in un ospedale in cui si praticava l'omeopatia. Conobbe le teorie di Hahnemann, il fondatore dell'omeopatia classica. Stimolato da queste nuove conoscenze, sviluppò dai suoi vaccini dei medicamenti omeopatici, che non dovevano essere iniettati, ma assunti per bocca dai pazienti. Nella sua esperienza con queste preparazioni si orientò sempre più verso le emozioni, gli aspetti caratteriali, gli stati d'animo del paziente, e sempre meno verso i sintomi fisici. Riuscì ad associare i suoi medicamenti ad alcuni stati d'animo e ad utilizzarli di conseguenza. Ciò che lo disturbava era che i medicamenti fossero derivati da batteri e non avessero un'origine naturale 'pura'. Ecco lo spunto per ricercare piante che potessero agire sugli stati d'animo dei suoi pazienti e fossero in grado di sostituire i medicamenti che aveva impiegato fino ad allora.

Nel 1929 trovò i primi tre fiori in Galles e con questi iniziò a trattare i suoi pazienti con successo. Un anno più tardi abbandonò la sua professione di medico a Londra e ritornò nel Galles per cercare altre piante. Nella scelta di queste si lasciò guidare dal suo intuito, che aumentava sempre più. Alla fine era capace, toccando un fiore o assaggiandolo, di

La scoperta dei primi fiori

sentire quale stato d'animo si potesse influenzare positivamente con esso. Scoprì in tutto 38 essenze con le quali, secondo la sua opinione, è possibile trattare tutti gli stati d'animo da lui osservati.

L'applicazione della terapia

Eliminare le cause della malattia

L'esperienza e le vicende della sua vita allontanarono Bach dalla scienza medica moderna che, secondo lui, non riconosce la vera essenza della malattia e perciò si concentra esclusivamente sul trattamento dei sintomi fisici, curando così solo gli effetti, non le cause, della malattia.

Per Bach le vere cause delle malattie fisiche stanno dentro di noi, negli atteggiamenti negativi nei confronti di noi stessi e della vita, nelle debolezze del nostro carattere e nel disordine della psiche.

La concezione bachiana dell'essere umano

Una visione profondamente religiosa

Bach possedeva una visione dell'individuo caratterizzata da una profonda ispirazione religiosa. Per lui l'uomo era una creatura di Dio: perfetta, felice, soddisfatta e sana. Tuttavia, a causa delle condizioni di vita, delle esperienze negative dell'infanzia, delle difficoltà incontrate a scuola o nel lavoro, del disagio nei rapporti con gli altri e così via, l'individuo dimentica sempre più di essere una creatura eccezionale e di non avere alcun motivo per sentirsi ansioso, scoraggiato, disperato o insoddisfatto. Dimentica di possedere caratteristiche che gli indicano in modo naturale una professione che gli corrisponde in tutto e per tutto. Dimentica la propria unicità: se un paragone può essere fatto con un altro è solamente in quanto anche quest'altro è un essere umano.

Tuttavia, nonostante non ne abbia più la memoria, l'uomo non ha perduto la sua origine divina; non è separato da essa, solamente non riesce più a ricordarsene. L'oblio e la memoria della propria origine divina rappresentano per Bach due forze contrapposte, che si manifestano nei tratti caratteriali dell'individuo. L'oblio porta come conseguenze caratteristiche quali egoismo, insoddisfazione, scoraggiamento, influenzabilità o tristezza.

Bach definì questi tratti della personalità 'stati d'animo negativi'. La memoria invece si esprime nel coraggio, nell'intelligenza, nella felicità o nell'amore.

Lo scopo della vita

Lo scopo della vita di ciascun individuo è, secondo Bach, sviluppare le qualità del proprio carattere, che gli consentono di essere sempre cosciente della sua individualità, di percorrere la via giusta senza farsi influenzare, di entrare in rapporto con gli altri con la massima comprensione, senza tralasciare i propri bisogni.

Sviluppare i tratti positivi

Di solito non siamo consapevoli di questo compito. Quando, da una certa età in poi, acquisiamo esperienza nel rapporto con noi stessi, sappiamo solo che la nostra vita interiore è scandita da determinate condizioni, generalmente ricorrenti. Perciò, forse, a seconda della nostra personalità, ci sentiamo spesso di malumore, ansiosi, aggressivi, insoddisfatti, preoccupati e intimamente inquieti. Bach chiamava queste condizioni 'sintomi di umore negativo', che insorgono in conseguenza di uno 'stato d'animo negativo'.

Viviamo quotidianamente situazioni in cui sentiamo la mancanza assoluta o momentanea di un tratto positivo del nostro carattere. Quanto spesso dimentichiamo la nostra individualità e ci sentiamo inferiori agli altri; quanto spesso perdiamo di vista i nostri obiettivi e ci lasciamo convincere dagli altri ad assumere oneri che non corrispondono alle nostre attitudini; ci scoraggiamo o rimaniamo amareggiati perché i nostri desideri egoistici restano insoddisfatti; insistiamo nella nostra presunzione quando si tratta di superare i momenti difficili insieme con gli altri e tuttavia alla fine ci sentiamo abbandonati e incompresi.

Lavorare su se stessi

Questi sintomi ci avvertono che qualche cosa non va in noi. Al contempo, però, ci indicano anche la direzione in cui dobbiamo lavorare su noi stessi.

Se per esempio ci si sente spesso soli, incompresi e prevaricati, questi sono sintomi che segnalano la nostra presunzione o il nostro egoismo.

Secondo Bach il compito consiste allora solamente nell'abbandonare l'egoismo e sviluppare caratteristiche positive quali la tolleranza e la comprensione.

Scoprire se stessi

Ma spesso non riusciamo neppure a essere consapevoli di sentirci abbandonati, incompresi o prevaricati. Ci sentiamo solamente in qualche modo a disagio; percepiamo una certa tensione interiore e magari reagiamo in modo aggressivo. Ma anche queste sensazioni momentanee possono aiutarci, perché ci costringono a riflettere un poco su noi stessi e ad osservarci in un contesto più ampio. Alla fine possiamo ripercorrere la strada all'indietro: dalle sensazioni del momento alle condizioni interiori, che spesso ci fanno soffrire, fino a scoprire quali tratti negativi del nostro carattere (egoismo, disperazione o aridità) sono all'origine di tutte le nostre tensioni e dei nostri conflitti quotidiani.

Cominciando a sviluppare i tratti più carenti della nostra personalità e a superare le nostre caratteristiche negative, cambieranno anche molte sensazioni e molti atteggiamenti dentro di noi.

Riepilogo

La concezione che Edward Bach aveva dell'individuo, e che sta alla base della sua terapia dei fiori, al primo sguardo potrebbe apparire molto complessa.

Per una migliore comprensione, potrebbe essere utile riepilogare i singoli aspetti della concezione dell'uomo presente nel pensiero di Bach, come segue.

- Tutti gli uomini sono di origine divina e portano in sé una parte della perfezione e dell'armonia del Creatore.
- A seconda delle vicissitudini della vita, gli individui possono sviluppare caratteristiche negative come paura, pessimismo, egoismo, che vengono definite da Bach 'stati d'animo negativi'.
- Questi stati d'animo negativi provocano sintomi quali ansietà, irritabilità e disperazione, che vengono definiti da Bach 'sintomi di umore negativo'. Di regola, possiamo osservare che essi durano nel tempo; sono condizioni preponderanti dentro di noi.
- Sono espressione di questi sintomi negativi le emozioni e gli umori quotidiani, che spesso sono confusi, nebulosi, mutevoli e difficilmente definibili, come nel caso di tensioni interiori, sensazioni di disagio o di svogliatezza.

Sintomi di stati d'animo negativi

Cambiamenti d'umore

Questa descrizione delle condizioni della sfera interiore dell'individuo, tuttavia, non deve essere intesa come uno schema fisso; i limiti fra le singole 'aree', vale a dire gli stati d'animo relativi, i sintomi a essi correlati e le sensazioni transitorie sono variabili.

Così, può accadere che un piccolo avvenimento della vita quotidiana all'improvviso ci riveli chiaramente il nostro stato d'animo negativo, per esempio l'egoismo.
Questa scoperta all'inizio potrebbe spaventare; bisogna invece saperla accettare con gratitudine per arrivare a capire che questo egoismo sta all'origine del nostro senso di solitudine, del quale soffriamo di tanto in tanto, senza sapere il perché.

La causa delle malattie

Un esempio: l'ansia

Per Bach la vera causa delle malattie erano gli stati d'animo negativi. I sintomi di umore negativo possono anche essere il segno di un'incipiente malattia fisica. Gli stati di ansietà permanente, per esempio, portano a tensioni interne e a contrazioni che disturbano il normale svolgimento delle funzioni organiche. Questo può causare un giorno un'ulcera gastrica, disturbi digestivi o altri problemi. Pertanto non dobbiamo rimanere a guardare senza far nulla. La manifestazione della malattia può farsi attendere ancora per qualche tempo ma il processo è già innescato e si svilupperà, se non riusciamo a superare lo stato d'animo negativo che l'ha ingenerato.

La terapia elaborata da Bach ha questo importantissimo pregio: mentre ci occupiamo della nostra evoluzione personale, vale a dire mentre lavoriamo sul nostro carattere, facciamo anche della prevenzione rispetto alle malattie fisiche.

Se un soggetto soffre già di disturbi acuti cronici, questa terapia può essere di aiuto. Poiché un disturbo fisico può regredire se gli si sottrae il 'nutrimento', cioè lo stato d'animo negativo, e infine, con il risanamento interiore del soggetto, può anche guarire completamente. Sempre che non sia intervenuta ancora alcuna mutazione degli organi o dei tessuti, come nel caso di un'artrosi o di una cirrosi epatica.

Curare con le essenze floreali

Guarire con rimedi naturali

A questo punto l'obiettivo di Bach era di trovare rimedi naturali, per mezzo dei quali ogni individuo potesse curare il suo stato d'animo. In virtù della sua convinzione religiosa, egli era persuaso che per ogni sofferenza umana dovesse esistere in natura un rimedio corrispondente.

Bach elaborò alcuni metodi ben definiti (*vedi* alle pagine

seguenti il paragrafo sulla preparazione) per estrarre le essenze dei 38 fiori da lui scoperti. Egli provò i rimedi ottenuti su se stesso e su molti altri soggetti, e ne constatò l'efficacia.

Assumere i rimedi di Bach può essere di aiuto in molte situazioni per attenuare o per eliminare completamente i sintomi di umore negativo che possono insorgere occasionalmente o instaurarsi in maniera duratura. Se, per esempio, siete in ansia perché dovete sostenere un esame, potete prendere il rimedio corrispondente a questa emozione per attenuarla e sentirvi meglio. Non essendo più 'oppressi' dall'ansia, potrete svolgere le vostre attività con più coraggio e fiducia in voi stessi, e l'esame cui vi sottoporrete ora avrà probabilmente un esito positivo.

Negli episodi acuti

Se desiderate utilizzare le essenze floreali per favorire la vostra evoluzione personale, perché, per esempio, siete sempre in ansia, prima di un esame o di un discorso importante, o quando vi capita di litigare con il partner, affrontare l'ansietà in maniera consapevole e assumere regolarmente il rimedio adatto può aiutarvi a superare questo tratto negativo del vostro carattere e addirittura a trasformarlo nel suo contrario, cioè in coraggio.

Per l'evoluzione personale

Quindi, facendo uso dei rimedi floreali in determinate situazioni, potrete sentirvi meglio immediatamente e imparare ad affrontarle in modo più efficace.
    Grazie ai fiori di Bach, però, potrete anche lavorare su voi stessi, per sviluppare le caratteristiche che vi mancano oppure per attenuare quelle che vi sembrano negative.

Molte persone, che si sono curate con le essenze floreali di Bach, possono confermare di aver cambiato carattere in modo positivo e durevole.

Cambiamenti positivi

Come funzionano le essenze

Fino ad oggi le scienze naturali e la medicina non hanno ancora saputo spiegare come siano possibili tali cambiamenti. Anche con i metodi di ricerca più avanzati, nelle essenze floreali di Bach non è possibile identificare alcun principio attivo. Tanto meno è possibile che esse determinino alterazioni del metabolismo nella 'chimica dell'organismo', come invece avviene chiaramente dopo l'assunzione, per esempio, di una compressa di aspirina. Perciò non sappiamo dettagliatamente che cosa avviene dopo aver ingerito un rimedio floreale di Bach.

La preparazione

In Inghilterra la preparazione delle essenze floreali avviene ancora oggi secondo i due metodi elaborati da Bach: il metodo solare e il metodo della bollitura.

Il metodo solare

• Si raccolgono i fiori durante una giornata di sole e di cielo sereno, nella fase della piena fioritura e si immergono in un recipiente pieno di acqua di sorgente. Il vaso deve rimanere dalle tre alle quattro ore al sole, possibilmente nelle vicinanze della pianta a cui appartengono i fiori raccolti. Quando questi iniziano ad appassire, vengono rimossi delicatamente servendosi dei rametti della pianta stessa. Per conservare il liquido così ottenuto si aggiunge immediatamente alcol al 40%. Poi si diluisce ancora una volta la preparazione con acqua nel rapporto di 1:20 e la si travasa nei flaconi in cui verrà conservata (*stock bottles*).

Il metodo della bollitura

• Per le piante i cui fiori sbocciano nel primo periodo dell'anno non è possibile applicare il metodo solare, perché la forza dell'irraggiamento non è sufficiente. Per ottenere l'essenza, si procede quindi con il metodo della bollitura. In una pentola smaltata, si fanno sobbollire in acqua di sorgente fiori, rametti e foglioline. Quando i fiori sono appassiti, dopo circa 30 minuti, l'essenza è pronta. Si lascia raffreddare il liquido, poi lo si filtra e lo si conserva trattandolo come già visto per il metodo solare.

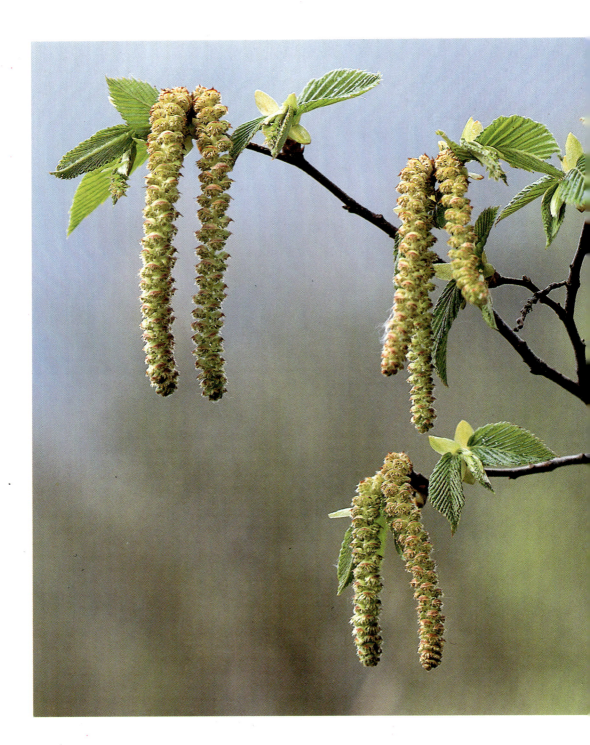

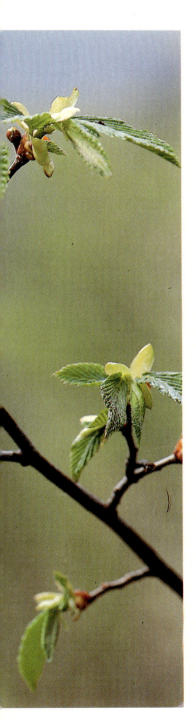

I Fiori di Bach dalla A alla Z

In questa sezione trovate descritti in modo esauriente tutti gli stati d'animo associati alle 38 essenze floreali di Bach.

Leggete con calma le descrizioni. Quando incontrerete il rimedio che fa per voi vi riconoscerete sicuramente nei sentimenti o nel comportamento descritti.

Sotto il titolo 'Come potete trasformare positivamente la vostra vita' troverete di volta in volta suggerimenti su come utilizzare le essenze per modificare a un livello più profondo la vostra personalità.

L'ordine delle descrizioni segue quello alfabetico dei nomi inglesi con cui, secondo la tradizione, vengono indicati i fiori di Bach.

1 Agrimony - Agrimonia

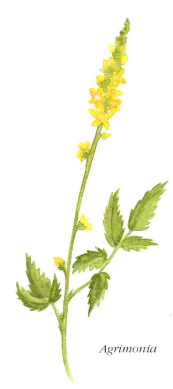

Agrimonia

Preferite evitare i conflitti

> *Avremmo molto più da guadagnare se ci mostrassimo come siamo, anziché cercare di apparire ciò che non siamo.*
> François de la Rochefoucauld

Cercate di evitare conflitti e liti perché in tali situazioni vi sentite quasi male fisicamente? Vi mostrate spesso felici, anche se le cose non vi vanno bene? Tendete a superare i problemi mantenendo sempre il controllo di voi stessi? Vi sentite meglio in compagnia? Vi dispiace quando qualcuno si accorge delle difficoltà, delle debolezze che avete, della rabbia e delle frustrazioni che provate? Avete dei pensieri che vi fanno soffrire e dei quali non volete parlare con nessuno?

Allora forse siete fra quelli che vivono secondo il principio: «Sorridere sempre... tanto come stanno le cose dentro non deve interessare a nessuno». Infatti, tutto va per il meglio con questo motto.

Eppure questo modo di affrontare la vita vi costa una quantità di energie e spesso vi porta a sentirvi intimamente soli. Non avete nessuno a cui confidare le vostre preoccupazioni e le vostre esigenze, perché voi stessi non lo permettete. Voi considerate le difficoltà e le debolezze come difetti che è meglio nascondere agli altri. La conseguenza è che non riuscite mai ad essere 'autentici', ma dovete sempre inscenare una commedia. Per farlo consumate energie e rimanete in tensione, e alla fine diventate rigidi, non solo fisicamente ma anche psicologicamente.

Per le persone di questo tipo la cosa peggiore è rimanere sole. In tal caso la facciata che hanno costruito non le protegge più e sono costrette ad affrontare i loro problemi. Compito questo che intraprendono con una certa fatica, come pure non amano il confronto con gli altri, che tendono a evitare. Cercano sempre qualche distrazione, per mezzo della compagnia o anche dell'alcol.

Come potete trasformare positivamente la vostra vita

Con l'essenza floreale Agrimony troverete sempre più il coraggio per aprirvi agli altri. Provate una buona volta a raccontare a qualcuno le vostre debolezze e i vostri problemi. Vedrete che gli altri non vi rifiuteranno o giudicheranno per questo. Grazie al colloquio, vi sfogherete e troverete consolazione; arriverete a convincervi che potete condurre anche voi una vita senza maschere. In questo modo potrete utilizzare diversamente le energie che finora avevate impiegato per costruirvi una facciata. Queste energie vi renderanno più forti, per sopportare meglio i conflitti con gli altri.

Fiori complementari Mimulus, White Chestnut.

2 Aspen - Pioppo Tremulo

La paura bussò alla porta, aprì la fiducia, e fuori non c'era nessuno.
Proverbio cinese

Vi capita spesso di avere paura quando siete al buio o vi trovate soli? Avete dei momenti in cui improvvisamente un brivido di freddo vi corre lungo la schiena e vi assale un'inspiegabile sensazione di paura? Vi accade talvolta di svegliarvi nel cuore della notte, bagnati di sudore, a causa di un incubo? Oppure vi succede di stare completamente irrigiditi nel letto con il cuore che batte all'impazzata, perché avete sen-

Avete spesso presentimenti e paure

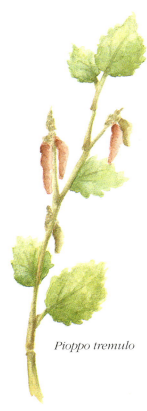

Pioppo tremulo

Una migliore comprensione di stimoli e messaggi

tito dei passi sulle scale? Allora fate parte di coloro che conoscono la paura di Aspen, quella paura apparentemente immotivata, indescrivibile che, nei casi limite, è accompagnata anche da forte sudorazione o violento tremore.

Il tentativo di parlarne con gli altri generalmente fallisce. Rispondono brontolando qualcosa come: «Troppo lavoro», oppure: «Tutta immaginazione».

È così che conoscete questo sentimento fin dai giorni dell'infanzia. Allora probabilmente avevate paura delle ombre e dei fantasmi; riuscivate ad addormentarvi solo se avevate un poco di luce nella stanza.

Come le foglie del pioppo tremulo, che sembrano filigrana e si muovono al minimo alito di vento, voi reagite immediatamente ai segnali del vostro subconscio ed a quelli che vengono dagli altri.

Il bombardamento di informazioni che subite forse non riesce a essere correttamente valutato e diventa una 'macedonia di informazioni' che vi rende difficile identificare i singoli messaggi. Per una persona sensibile e labile tutto ciò che essa non riesce a codificare o ad elaborare diventa spesso motivo di ansia.

Come potete trasformare positivamente la vostra vita

Aspen vi può aiutare a diventare forti e sicuri abbastanza per reagire agli stimoli con calma e tranquillità. Allora riuscirete a elaborarli e trasformarli in potenziale creativo. La sicurezza che ricevete da Aspen può sostituire, nella vostra vita, la sicurezza fittizia che viene dall'occultismo e dalla superstizione, nei quali probabilmente avevate cercato finora rifugio dalle vostre ansie.

Fiori complementari Rock Rose, Mimulus.

3 Beech - Faggio

> *La critica fatta senza amore è una spada, che apparentemente ferisce gli altri, in realtà mutila chi la impugna.*
> Christian Morgenstern

Fate presto a trovare gli errori e i difetti degli altri? Vi dà fastidio quando chi vi circonda non dà abbastanza importanza al vostro aspetto esteriore? Osservate spesso scuotendo la testa la vita e le azioni degli altri? Siete piuttosto critici e trovate subito qualcosa che potrebbe essere fatto meglio? Forse possedete davvero un acuto spirito di osservazione ma probabilmente anche una grossa dose di intolleranza. Alla maggior parte di noi riesce difficile ammetterlo; a volte non conosciamo abbastanza noi stessi per accorgercene. In questo caso dovremmo prestare attenzione ai cauti cenni degli amici e verificarli con cura.

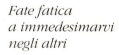

Faggio

Il problema delle persone intolleranti è che hanno una concezione rigida degli altri e dei loro comportamenti; esse pongono sempre le proprie opinioni come pietra di paragone. Tutto ciò che si discosta da queste non viene accettato, con il conseguente rifiuto e il giudizio negativo degli altri. Tutti abbiamo diritto di considerare qualcosa buono o cattivo, bello o brutto. Tuttavia dobbiamo imparare ad accettare il fatto che gli altri possono avere opinioni diverse. Per esempio, uno pensa che per assistere a un'opera sia indispensabile l'abito da sera, mentre l'altro ritiene che i suoi jeans vadano benissimo. Naturalmente la diversità delle altre persone può risultarci spiacevole, consciamente o inconsciamente può farci paura. Tuttavia non può essere un motivo per giudicare gli altri o per guardarli dall'alto in basso. Anche noi

Fate fatica a immedesimarvi negli altri

abbiamo difetti o mancanze che il più delle volte non vediamo... o non vogliamo vedere.

Come potete trasformare positivamente la vostra vita

L'essenza Beech può migliorare la capacità di riconoscere i propri errori e debolezze. Contemporaneamente aiuta a sviluppare la tolleranza e la generosità nei confronti degli altri.

Sforzatevi un poco nella pratica della cosiddetta percezione positiva, ricercando in chi vi sta di fronte non i difetti ma le qualità o i lati buoni. Vi stupirete di quante cose positive riuscirete a scoprire.

Fiori complementari Vine, Impatiens, Rock Water, Water Violet, Vervain, Willow.

4 Centaury - Cacciafebbre

Un no al momento giusto risparmia molti guai.

Detto popolare

Siete una persona disponibile, che rifiuta un piacere solo a malincuore? Siete conosciuti per la vostra bontà? Fate fatica a dire di no, anche quando vi accorgete che la vostra disponibilità vi costerà tempo o denaro? Forse vi sentite spesso stanchi, pressati o esauriti e, ciò nonostante, vi riesce difficile respingere le richieste o i desideri degli altri, perché temete di ferirli.

Avete paura di ferire gli altri

Dietro tutto ciò di solito si nasconde un vecchio schema imparato da bambini: «Se non fai come ti dico sei cattivo e io non ti voglio più bene».

Le persone di questo stampo non sanno mai dire di no, per il timore inconscio di vedersi sottratta la simpatia o la dedizione di chi fa la richiesta. Perciò si lasciano facilmente influenzare dagli altri e spesso hanno difficoltà a vivere veramente la propria vita. La debolezza di non saper rifiutare niente può portare a non fare ciò che è giusto per loro, che corrisponde alle loro esigenze. Quindi può succedere che vadano in vacanza verso mete che non amano, semplicemente perché lo desidera il partner. Oppure proseguono l'attività dei genitori, benché in realtà desidererebbero un lavoro diverso.

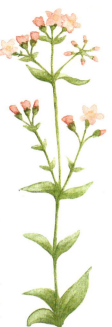

Cacciafebbre

Anche nella vita di ogni giorno, nelle occasioni più importanti trovano difficile affermarsi ed esporre le loro opinioni. Talvolta il risultato è che esse non si domandano nemmeno più quali siano i loro desideri o le loro esigenze. Non lasciano più alcuno spazio ai loro bisogni, perché sentono inconsciamente che non hanno la forza di affermarli. Non c'è da stupirsi che la loro gioia di vivere ne risenta.

Come potete trasformare positivamente la vostra vita

Centaury può servire a sviluppare la capacità di dire di no. Dapprima provate in merito a cose di scarsa importanza, per esempio negli acquisti. Quando la commessa insiste per vendervi qualcosa che non vi piace, o della merce in più, cercate di rispondere con un 'no' deciso. La prossima volta che vi chiama quell'amica che vi vuol sempre portare con sé a fare qualcosa di cui non avete voglia, rispondete semplicemente: «No, oggi non mi va, magari un'altra volta».

Vi sorprenderete del fatto che nessuno si risente se dite di no ed esprimete le vostre opinioni; al contrario, sentirete di essere stimati di più dagli altri.

Solo imparando a dire di no al momento giusto potrete vivere la vostra vita secondo il vostro punto di vista e i vostri bisogni, indipendentemente da ciò che pensano gli altri.

Fiori complementari Larch, Cerato, Mimulus, Star of Bethlehem, Chestnut Bud, Honeysuckle.

5 Cerato - Cerato

> *Nel cuore dell'uomo la ragione è come l'acqua in fondo al pozzo: la può attingere chi è saggio*
> Proverbio ebraico

Siete insicuri e perciò chiedete consiglio agli altri

Chiedete spesso consiglio agli altri? Siete sempre incerti quando dovete prendere una decisione e allora improvvisate 'sondaggi di opinione' privati, del tipo: «Che cosa faresti al posto mio?» Vi lasciate influenzare facilmente da ciò che pensano gli altri, per poi constatare che sarebbe stato meglio fare come avevate pensato voi? Per esempio, dovete comperare dei calzoni e d'impulso ne scegliete un paio blu, ma su consiglio della commessa li acquistate verdi. Quando tornate a casa e vi guardate allo specchio vi arrabbiate. I calzoni blu vi stavano davvero meglio e in realtà lo sapevate.

Questo è ciò che vi succede in molte situazioni. Spontaneamente vi fate un'idea, ma non vi fidate. Avete un grande intuito nel prendere le decisioni giuste, eppure non avete fiducia nelle vostre impressioni più intime. Così vi irritate per aver preso decisioni 'sbagliate' e diventate ancora più insicuri, ma non trovate il coraggio di fidarvi delle vostre intuizioni e di attuarle con determinazione.

Come potete trasformare positivamente la vostra vita
Cerato può essere di aiuto in questo caso. Fatevi forza e lasciate una possibilità al vostro intuito. Cerato vi sosterrà. Di decisione in decisione, il vostro coraggio aumenterà e vi sorprenderete dei buoni consigli che vi può dare la voce che è dentro di voi.

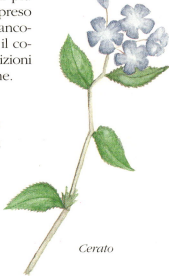

Cerato

Fiori complementari Mimulus, Chestnut Bud, Larch, Star of Bethlehem.

6 Cherry Plum - Mirabolano

Ogni crisi non ha solo i suoi rischi, ma anche le sue possibilità.
Martin Luther King

Siete soggetti a violenti accessi di collera

A volte vi spaventate voi stessi del modo con cui manifestate i vostri sentimenti? Siete soggetti ad accessi di collera e riuscite a fatica a dominare il vostro temperamento, la cui violenza fa paura anche a voi? Temete di perdere il controllo delle vostre emozioni e di poter fare male a voi o agli altri?

Forse vi sentite come una pentola a vapore: siete sotto pressione e potreste esplodere da un momento all'altro? Oppure vi sentite come sull'orlo di una crisi di nervi?

Allora forse siete fra quelli che sin dall'infanzia hanno dovuto imparare a reprimere i propri sentimenti. Spesso possiamo osservare che ai bambini si insegna a controllare la loro esuberante gioia di vivere per riguardo ai vicini troppo sensibili al rumore. Soprattutto nelle persone sottoposte a forti tensioni questi meccanismi di repressione portano generalmente a un grosso blocco emotivo, mentre in realtà si dovrebbe poter manifestare i propri sentimenti per viverli fino in fondo. Queste persone percepiscono la pressione interiore e hanno paura che le emozioni represse possano un giorno uscire dai binari in modo violento e distruttivo, come le acque di una diga che cedesse improvvisamente. E questa paura che hanno dentro rischia di esplodere e di mettere fuori uso i meccanismi di controllo.

Come potete trasformare positivamente la vostra vita

Con Cherry Plum potete imparare come abbattere i blocchi ai quali vi siete abituati, lasciando spazio ai sentimenti che

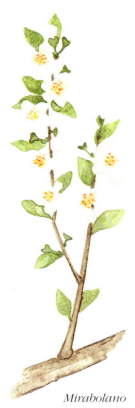

Mirabolano

volete accogliere in questo momento, fra gli altri anche quelli che riguardano la sfera sessuale. Ciò non significa diventare un individuo incapace di controllarsi, ma instaurare un certo equilibrio fra trattenere, vale a dire controllare, e lasciare andare le emozioni, proprio nel modo più giusto per voi.

Ora potete vivere i vostri sentimenti

Fiori complementari Star of Bethlehem, Honeysuckle.

7 Chestnut Bud - Boccioli d'ippocastano

Chi ha cattiva memoria continuerà a ripetere sempre gli stessi errori.
Proverbio indiano

Vi sentite regolarmente sotto pressione quando dovete rispettare una scadenza precisa? Per quanto tempo abbiate in partenza, alla fine vi trovate regolarmente in ritardo. Sembra che si interponga sempre qualche cosa: una telefonata, il vicino di casa, un collega o una faccenda che deve essere sbrigata improvvisamente.

Continuate a frequentare sempre lo stesso luogo di villeggiatura, anche se tutte le volte vi irritate e giurate: «Mai più»? Fate fatica a ricordarvi le cose?

Vi trovate sempre nelle stesse situazioni, che in realtà vorreste evitare? Per chi vi osserva da fuori pare che non riusciate proprio a imparare nulla dalle esperienze negative o dagli errori, che non ne sappiate trarre le conclusioni.

Nella vostra vita molte situazioni si ripetono

Forse dipende dal fatto che vivete in un mondo irreale, facendo poca attenzione al vostro comportamento pratico, che

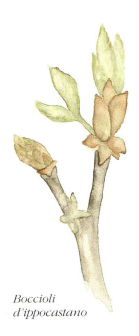

Boccioli d'ippocastano

ogni volta vi gioca un 'brutto tiro' e vi induce a compiere sempre gli stessi errori. O invece conoscete molto bene le varie connessioni tra i fatti, tuttavia dimenticate subito le esperienze negative e così tendete a ripeterle.

Da una parte è un bene: è importante riuscire a dimenticare e a non rimanere legati alle antiche esperienze. Dall'altra parte riusciamo però a fare esperienza degli errori solo se li riconosciamo come tali e integriamo le conclusioni che abbiamo tratto nel nostro comportamento, lo modifichiamo cioè di conseguenza.

Come potete trasformare positivamente la vostra vita

L'esperienza insegna che le situazioni si ripetono finché non ne abbiamo imparato 'la lezione'. Ci troveremo sempre davanti allo stesso problema finché non saremo pronti a trarre le dovute conclusioni rispetto a noi ed alla nostra evoluzione.

Chestnut Bud vi può essere di aiuto in questo, aumentando l'attenzione che dedicate ai vostri comportamenti. Avrete una percezione più chiara del mondo intorno a voi, imparerete meglio le 'lezioni' dell'esperienza e le saprete mettere in pratica in modo costruttivo.

8 Chicory - Cicoria selvatica

> *Il vero amore: un tessuto di legami che ci fanno diventare qualcuno.*
> Antoine de Saint-Exupéry

Siete sempre impegnati per la vostra famiglia? Soffrite molto del fatto che i vostri figli, ormai adulti, si preoccupano troppo poco di voi? Avete spesso la sensazione che ciò che fate per il bene della famiglia o degli altri trovi poco apprezzamento? Qualche volta pensate che nessuno vi vuole bene e vi sentite sfruttati da tutti?

Allora condividete il destino di molti, soprattutto genitori, che sono pronti a sacrificarsi totalmente, ma che al contempo traggono alcune rigide conclusioni sui concetti di bene e di male. Secondo questo modello essi cercano di guidare e formare i loro familiari o gli altri. Se però i consigli che essi dispensano in buona fede non trovano riscontro, si sentono delusi, frustrati e infelici. Oltre alla delusione spesso si aggiunge anche la sensazione di essere sfruttati. Per la fatica che fanno impegnandosi per gli altri, secondo loro ricevono troppo poca gratitudine e attenzione. E proprio l'amore e la dedizione sono per questi individui particolarmente importanti. Ciò che preferiscono in assoluto è stare sempre insieme con tutta la famiglia. Ma quello che a loro sembra un bisogno del tutto naturale per un padre o una madre, consigliare cioè i figli per il loro bene, è sentito da questi ultimi come una restrizione e un fastidio. Ed è qui che cominciano i problemi. Infatti molti genitori, con la loro bontà e disponibilità al sacrificio, iniziano a tessere una rete emotiva le cui maglie sono fatte di gratitudine e di obblighi morali.

A proposito dei rapporti fra genitori e figli, Bach scrive nel suo libro *Guarisci te stesso*: «Essere genitori è un dovere sacro, che per sua stessa natura viene tramandato alla generazione successiva. Questo servizio non porta nulla a chi lo compie e non presuppone alcuna contropartita, salvo che i giovani a loro volta adempiranno lo stesso dovere nei confronti della generazione a loro successiva».

In altre parole, quando i genitori fanno qualche cosa per i figli non devono aspettarsi alcun ringraziamento. Anche se si ammazzano di fatica, questo succede per loro iniziativa e

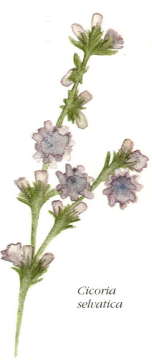

Cicoria selvatica

Sentire la mancanza della gratitudine degli altri

spesso contro la volontà dei figli. Perché allora questi ultimi dovrebbero essere grati? La lamentela che spesso si sente da parte dei genitori: «Che cosa non ho fatto per i miei figli e questo è il ringraziamento!» ha origine da questo malinteso. Se desidero fare un regalo a qualcuno, non devo attendermi una contropartita, altrimenti il regalo diventa una merce di scambio, che deve essere pagata.

Un altro malinteso, frequente non soltanto fra i genitori, sorge dalla pretesa di desiderare per gli altri, che possono essere il partner o i figli, sempre il meglio. Ma come facciamo a sapere che cosa è il meglio per un'altra persona? Sarà sempre il 'nostro' meglio, cioè secondo il nostro punto di vista, con una colorazione del tutto soggettiva, e spesso molto distante da ciò che l'altro ritiene il meglio per se stesso.

Forse queste considerazioni vi faranno riflettere un poco, in modo da portarvi a capire, magari anche con l'aiuto dei vostri figli, quale sia il vostro comportamento.

Come potete trasformare positivamente la vostra vita

Chicory vi può essere utile per costruire un rapporto genitore-figlio diverso, forse più disinteressato. Un rapporto di questo tipo implica anche la capacità di permettere che i figli facciano la loro strada. Chicory vi darà la forza di accettare che i figli devono vivere la propria vita, anche se essa non corrisponde ai desideri e alle aspettative dei genitori. Date fiducia ai vostri figli: è il più grande 'talismano' che li possa accompagnare.

Fiori complementari Red Chestnut, Vine.

9 Clematis - Vitalba

Ciò che oggi facciamo determina come sarà il mondo di domani.
Marie von Ebner-Eschenbach

Vitalba

Vi piace fare castelli in aria? Vi immaginate spesso situazioni nelle quali le cose si mettono bene per voi ed i problemi sembrano risolversi da sé? Sognate continuamente di vincere al lotto o di incontrare un grande amore? Di fronte alle difficoltà fuggite facilmente dalla grigia realtà di tutti i giorni in un mondo colorato, pieno di illusioni?

Sognare a occhi aperti fa bene a chiunque e spesso viene anche raccomandato come balsamo dell'anima. Tuttavia per alcune persone sognare a occhi aperti diventa l'attività principale della loro vita e funziona come un meccanismo di difesa contro tutte le difficoltà che potrebbero insorgere ogni giorno.

Anziché cercare una soluzione concreta nel presente, queste persone fuggono nel futuro, dove non ci sono più problemi per loro. Nella realtà i loro problemi naturalmente rimangono, perché esse non si sforzano di risolverli.

Questo generalmente conduce a nuove difficoltà, che ancora una volta rafforzano il desiderio di fuggire in un mondo immaginario.

Le persone di questo tipo corrono il rischio di allontanarsi sempre più dal presente, perdendo qualsiasi interesse in esso.

A chi le circonda appaiono deconcentrate, apatiche e indifferenti. In caso di malattia, per esempio, a queste persone non importa sapere quando guariranno.

Non è da escludere nemmeno il pericolo che possano ricorrere all'alcol e agli stupefacenti, come una forma di 'soluzione dei problemi'.

Come potete trasformare positivamente la vostra vita

Nei casi più gravi di questo tipo assumere Clematis può favorire il processo di guarigione, se contemporaneamente si associa una psicoterapia che abbia l'obiettivo di risvegliare la capacità di risolvere i problemi nel presente: qui e subito.

Accanto alle forme gravi e durevoli dello stato d'animo di Clematis, esiste anche una forma leggera, che si può manifestare in ciascuno di noi. Vale a dire, quando il pensiero è influenzato da uno stato particolare di gioia o di rabbia estreme, da sensi di colpa o gelosia. Allora la mente fugge verso avvenimenti futuri (quando è il passato che occupa la mente, *vedi* Honeysuckle), e noi diventiamo distratti e deconcentrati. Oppure ci mettiamo a sognare nei momenti meno adatti, per esempio sul lavoro, a scuola, in macchina. Non riconosciamo un vecchio amico che incontriamo per strada, non ci accorgiamo che dobbiamo scendere dall'autobus o attraversiamo un incrocio senza vedere il semaforo rosso.

Anche in questo caso Clematis può dare un sollievo immediato, riportando i pensieri sotto il nostro controllo.

Fiori complementari White Chestnut.

10 Crab Apple - Melo ornamentale

La vita crea ordine, ma l'ordine non produce vita.
Antoine de Saint-Exupéry

Una macchia sulla camicetta o sulla tovaglia può farvi perdere la calma? Avete bisogno di pulizia ed ordine per stare bene? Fate molta attenzione al vostro aspetto esteriore e un brufolo sul viso vi può rendere infelici da morire? Vi sentite sporchi se dopo un'attività che vi ha fatto sudare non potete fare subito una doccia? Spesso, nel lavoro, vi occupate troppo dei dettagli perdendo di vista le linee generali? Avete la mente frequentemente bloccata da cose di poca importanza? Allora forse siete fra coloro che si lasciano travolgere dalle inezie, perché trovano difficile stabilire le priorità e individuare che cosa è veramente importante.

Crab Apple vi può aiutare a sviluppare un senso delle giuste relazioni e proporzioni, a distinguere ciò che ha importanza da ciò che non ne ha. Questo vale in tutte le situazioni con le quali ci confrontiamo ogni giorno, quindi anche nel nostro rapporto con la pulizia e l'ordine.

Alcune persone, sviluppando una tendenza quasi patologica, pretendono che tutto sia pulito e ordinato al cento per cento, diversamente si sentono male fisicamente e psicologicamente. Spesso dietro a questo comportamento c'è un grosso problema psichico, che si manifesta con la nevro-

Melo ornamentale

Pulizia e ordine sono molto importanti per voi

si della pulizia. Anche la sensazione di venire sporcati esteriormente e interiormente, per esempio a causa di uno sguardo, un colloquio, un contatto sessuale, un cibo o un indumento, può avere carattere nevrotico. Ciò non ha nulla a che vedere con il giustificato timore per il degrado ambientale, che oggi lamentano sempre più spesso anche le persone completamente sane dal punto di vista psichico.

Come potete trasformare positivamente la vostra vita

In ogni caso Crab Apple, il rimedio di depurazione, come viene spesso chiamato, può esservi di aiuto. Vi libera dalla sensazione di avere in voi stessi qualcosa di poco pulito e ridimensiona il vostro rapporto con l'ordine e la pulizia.

Non abbiate paura: Crab Apple non vi fa diventare trascurati o disordinati, sposta piuttosto la vostra attenzione su cose più fondamentali, vi aiuta a distinguere ciò che è importante da ciò che non lo è.

Se, per esempio, i vostri figli arrivano a casa con le scarpe sporche e bagnate, farete più attenzione non tanto alla sporcizia quanto al fatto che le scarpe bagnate significano piedi freddi e i bambini si possono ammalare se non si interviene subito.

Qualora sussista una vera e propria nevrosi della pulizia, generalmente è indicato il trattamento psicoterapeutico. In questo caso, Crab Apple servirà a sostenere la terapia.

Fiori complementari Rock Water, Beech.

Stabilire priorità diverse

11 Elm - Olmo

Il coraggio non consiste nel non vedere il pericolo, ma nel vederlo e superarlo.
Jean Paul

Ultimamente vi sentite come un abile tuffatore, in piedi sulla piattaforma pronto a saltare, ma che a un tratto non trova più il coraggio per farlo? Vi sentite improvvisamente oppressi dal lavoro e dalle responsabilità che dovete sopportare?

Forse vi siete già trovati nella situazione di non sapere più che cosa fare o pensare?

Normalmente riuscite benissimo a sostenere il rapporto con vostra moglie o vostro marito. Avete le capacità necessarie, quali intuito, intelligenza, costanza, e potete dare ciò che vi si chiede. Vi piace il lavoro che fate e lo fate anche bene. Eppure, come un fulmine a ciel sereno, di solito in coincidenza con un nuovo compito che vi viene assegnato, cominciate a dubitare delle vostre capacità e vi scoraggiate. Vi sentite stanchi ed esauriti, e avete la terribile sensazione di non saper fare più nulla. Proprio per paura di sbagliare, incorrete in errori ed entrate in uno stato di abbattimento e disperazione.

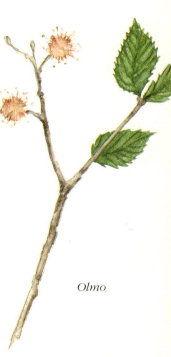

Olmo

Improvvisamente dubitate delle vostre capacità

Come potete trasformare positivamente la vostra vita

Generalmente questa condizione è passeggera e non dura molto. Con Elm potete uscirne prima e ritrovare la fiducia in voi stessi e la sicurezza interiore che vi permettono di svolgere le vostre attività. Contemporaneamente aumenta anche la convinzione di poter far fronte agli impegni presi.

Fiori complementari Gentian, Olive.

12 Gentian - Genzianella autunnale

> *La sfiducia è una cattiva armatura, che può essere più di impaccio che di protezione.*
>
> Lord Byron

Vi scoraggiate facilmente se si presentano difficoltà impreviste? Per esempio, avete programmato una gita in bicicletta con gli amici per una certa data. Qualche giorno prima avete dei problemi con la bicicletta e dovete portarla a riparare. Il vostro primo pensiero è che non ce la farete mai, perché sicuramente la bicicletta non sarà pronta in tempo? O forse vi capita di aspettare in coda davanti al botteghino di un cinema con la sensazione che probabilmente tutti i biglietti verranno venduti prima che voi arriviate alla cassa? Siete soggetti a reazioni di depressione quando nella vostra vita qualcosa va diversamente da come vi sareste aspettati? Mettete sempre in conto la peggiore delle ipotesi, per non rimanere delusi?

Tendete facilmente al pessimismo

Allora fate probabilmente parte di quel gruppo di persone che vive la vita con un atteggiamento piuttosto pessimistico. Sono individui di carattere malinconico e possono tendere alla depressione. Non credono di poter mai avere fortuna nella vita. È coerente con questo atteggiamento anche il punto di vista negativo con cui osservano tutte le cose. Questo li può portare a registrare solo gli avvenimenti che confermano la loro posizione di negatività e scetticismo. Ricordano, per esempio, solamente i giorni in cui al supermercato hanno scelto la fila 'sbagliata', quella che non va mai avanti. Gli altri giorni, quelli in cui hanno indovinato la cassa 'giusta', non vengono registrati. L'esempio può essere trasportato in qualunque altro campo della vita. Proprio a causa del tipo di 'percezione' che hanno della vita, i pessimisti inconsciamente si convincono di essere il più delle volte sfortunati. Sono infelici se qualche cosa va storto e non riescono a scoprire che anche le situazioni difficili hanno un aspetto positivo. È come se portassero degli occhiali scuri, che non lasciano passare le immagini positive.

Come potete trasformare positivamente la vostra vita

Se volete uscire dal vostro 'schema' mentale negativo, dovete assumere Gentian, anche se, da veri pessimisti, probabilmente vi aspettate che non serva.

Gentian sosterrà la parte positiva della vostra mente e acuirà la vostra percezione di tutte le cose belle che accadono ogni giorno anche nella vostra vita. Riuscirete a togliervi 'gli occhiali scuri', con i quali avete sempre guardato tutto finora. I pessimisti più 'incalliti' dovrebbero anche avvicinarsi a qualche disciplina che favorisca il pensiero positivo.

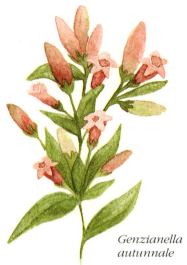

Genzianella autunnale

Oltre alla 'condizione cronica di vedere tutto nero', esistono anche situazioni reali in cui ci sentiamo abbattuti e scoraggiati, per esempio nel caso di malattie, esami, separazioni. Anche in queste occasioni Gentian può aiutare a controllare la situazione con coraggio e fiducia.

Fiori complementari Larch, Mimulus, Willow.

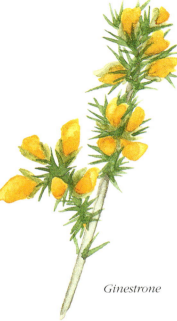

Ginestrone

La vostra situazione vi sembra disperata

13 Gorse - Ginestrone

La fiducia è l'uccello che canta quando la notte è ancora scura.
Tagore

In questo momento vi sentite disperati, scoraggiati, perché i vostri progetti sono falliti? Siete molto malati e non avete più alcuna speranza di trovare un rimedio? Vi trovate coinvolti in una crisi personale e non credete che tutto si possa ancora risolvere per il meglio? Avete la sensazione che sia inutile ricominciare da capo per cambiare la vostra situazione?

Allora forse in questo momento vi trovate in uno stato di profonda rassegnazione. Se mai intraprendete qualcosa per cambiare la vostra condizione, non è per vostra iniziativa, ma a causa delle pressioni di amici e parenti. Da parte vostra, siete completamente rassegnati al destino. «Non ci posso fare nulla»; «Devo convivere con i miei problemi», queste e altre simili sono le frasi che vi si sente ripetere spesso.

Di primo acchito questa accettazione può apparire come la visione illuminata di un saggio, che accoglie senza remore il proprio destino. Tuttavia, osservando meglio, si constata che questa saggezza in realtà altro non è che disperazione, perché manca di soddisfazione e gioia di vivere. È l'inizio di una perdita di vitalità interiore che deve essere curata.

Come potete trasformare positivamente la vostra vita

Nonostante l'impressione che niente abbia più scopo, dovreste prendere Gorse. Questo rimedio può riaccendere in voi la scintilla della speranza. Allora forse riuscirete a guardare in modo nuovo la vostra situazione e a scoprire una via di uscita dalle difficoltà.

14 Heather - Brugo

> *Chi supera il suo egoismo elimina il principale ostacolo che sbarra la strada a ogni vera grandezza e ad ogni vera felicità.*
>
> Joseph von Eötvös

Vi dispiace stare da soli? Avete sempre bisogno di qualcuno con cui parlare di voi e dei vostri problemi? Per voi è importante essere riconosciuti e stimati dagli altri? Forse è per questo che parlate così spesso del vostro successo e dei vostri guadagni. Talvolta avete l'impressione che gli altri non vi ascoltino con sufficiente attenzione? Capita che gli amici non vi cerchino più e voi non sapete trovare una ragione? Spesso non avete tempo di occuparvi degli altri?

Probabilmente appartenete a quel tipo di persone che dagli altri pretendono tutta l'attenzione, mentre fanno fatica ad ascoltare. Generalmente vi preoccupate troppo di voi stessi per dedicare tempo, interesse e simpatia ai problemi degli altri.

Di regola è molto difficile riconoscere questo atteggiamento e saperlo attribuire a se stessi. Gli altri solo raramente ci avvertono di quanto appaia egoistico il nostro comportamento, più facilmente cercano semplicemente di evitarci. E noi in effetti ce ne accorgiamo, tuttavia non arriviamo a immaginare che ciò abbia a che fare con il nostro egocentrismo, e così ne ricerchiamo negli altri la responsabilità.

In realtà questo comportamento è il grido di aiuto di chi cerca attenzione e riconoscimento. Questi individui sono come bambini che si mettono al centro dell'attenzione affinché gli altri si accorgano di loro e dei loro bisogni. Troppo concentrati sulla loro persona, non hanno alcuna spiccata

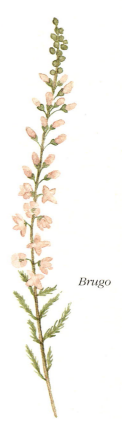

Brugo

sensibilità per le esigenze degli altri. Pertanto il comportamento egoistico significa che si è rimasti fermi in qualche punto della nostra evoluzione da bambini ad adulti.

Come potete trasformare positivamente la vostra vita

Un aiuto per divenire più sensibili verso gli altri

Heather vi può sostenere mentre portate a termine questa evoluzione verso la personalità adulta. Vi sarà di aiuto anche riconoscere il vostro atteggiamento infantile, esigente, incentrato su voi stessi, per poterlo abbandonare. Nel contempo svilupperete la sensibilità verso le esigenze altrui e migliorerete la capacità di interessarvi alle altre persone e di prendere parte alla loro vita. La 'ricompensa' sarà la dedizione e il riconoscimento che riceverete a vostra volta per questo.

Anche nella vita di persone che normalmente si dedicano agli altri e li sanno ascoltare, ci sono momenti in cui problemi contingenti le portano a parlare preferibilmente di se stesse e delle loro difficoltà. Anche in questo caso Heather può essere di aiuto. Il loro equilibrio interiore si ristabilirà presto ed esse ritroveranno il loro comportamento di sempre.

Fiori complementari Chicory, Willow.

15 Holly - Agrifoglio

Quando odio, mi privo di qualcosa, quando amo, mi arricchisco a misura di ciò che amo.

Friedrich Schiller

Vi abbandonate facilmente all'ira e siete spesso sgarbati con chi vi circonda? Vi irritate o indispettite rapidamente? A volte vorreste fare tutto a pezzi? Ci sono giorni in cui vi alzate dalla parte sbagliata del letto e allora per tutto il giorno siete nervosi e insopportabili? Vi salta spesso la mosca al naso? Talvolta scoppiate letteralmente di gelosia o di invidia?

Ognuno di noi conosce queste emozioni e questi stati d'animo negativi, anche se con sfumature differenti. Qualcuno, per esempio, è solo sgarbato con chi lo avvicina, mentre qualcun altro, nella sua aggressività, passa persino alle vie di fatto. In un caso la gelosia si manifesta con il continuo sarcasmo, mentre in un altro sbotta con la furia di Otello.

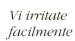

Agrifoglio

Sentimenti di questo tipo, siano presenti in maniera marcata o solo appena accennati, hanno tutti un punto in comune: quando insorgono, la disponibilità verso gli altri e l'amore vengono quasi meno. Questa condizione di non amore può durare più o meno a lungo: minuti, ore, giorni... o tutta la vita.

Vi irritate facilmente

Bach associa alla perdita dell'amore tutti i sentimenti negativi come odio, invidia, contrarietà, gelosia, aggressività, che sono all'origine di tutto ciò che di cattivo, crudele e doloroso accade nel mondo.

Come potete trasformare positivamente la vostra vita

Con l'aiuto di Holly potete tuttavia riconoscere i vostri sentimenti negativi per abbandonarli. Creerete così in voi lo spazio per l'amore e potrete dedicarvi agli altri e all'ambiente con disponibilità.

Fiori complementari Impatiens, Willow.

16 Honeysuckle - Caprifoglio

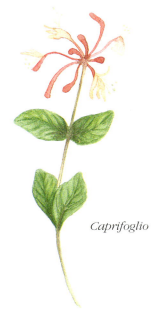

Caprifoglio

Pensate spesso al passato

La vita può essere compresa solamente guardando all'indietro, ma può essere vissuta solo guardando in avanti.
Sören Kierkegaard

Siete spesso distratti perché vagate col pensiero nel passato? Non riuscite a dimenticare i momenti particolarmente belli o brutti e la vostra mente è sempre occupata da essi? Avete la sensazione che una volta tutto andasse meglio di oggi? Oppure il ricordo di situazioni pericolose non vi abbandona più? Soffrite facilmente di nostalgia?

Ognuno di noi a tratti ritorna con il pensiero al passato. È solo quando perdiamo il contatto con il presente e siamo troppo frequentemente distratti e deconcentrati che dobbiamo modificare la nostra condizione.

Perché tenendo la mente ferma nel passato blocchiamo la nostra evoluzione nel presente. Tutto ciò che abbiamo vissuto nel passato ci ha formati; abbiamo generalmente imparato le nostre 'lezioni' e ora possiamo staccarci dai pensieri e dai ricordi legati a quelle esperienze. Per esempio, se mi rammarico continuamente del fatto che, a causa di un trasferimento, ho 'perso' i miei amici, non sarò in grado di farmene di nuovi. Se continuo a rimproverarmi per una decisione che ho preso, non sono più aperto a nuove scelte.

Come potete trasformare positivamente la vostra vita

La vita è come una scala; è solo lasciando un gradino che possiamo passare al gradino successivo. Solo se lasciamo dietro di noi il passato possiamo intraprendere qualche cosa di nuovo nel presente.

Honeysuckle può aiutarvi ad abbandonare i pensieri del passato. Aumenterà la vostra capacità di percepire tutto ciò che accade ora. Riuscirete a vivere attenti e concentrati nel presente.

Fiori complementari Pine, White Chestnut, Mimulus, Chestnut But, Star of Bethlehem.

17 Hornbeam - Carpino Bianco

> *Mai l'animo umano è di disposizione migliore di quando ha trovato il lavoro giusto per sé.*
> Wilhelm von Humboldt

Siete anche voi fra coloro che la mattina vorrebbero nascondersi sotto le coperte, al solo pensiero di tutto ciò che hanno da fare durante la giornata?

Il lavoro vi sta davanti come un'enorme montagna e vi sentite incapaci di assolvere tutti i vostri impegni. Eppure succede l'impossibile: alla sera avete portato a termine tutto,

La routine vi affatica

I fiori di Bach dalla A alla Z

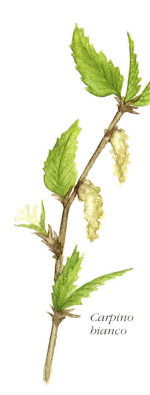

Carpino bianco

e al meglio. Hornbeam viene chiamato anche 'rimedio del lunedì mattina', perché spesso la debolezza ci assale all'inizio di una nuova settimana. Soprattutto se ci aspettano lavori di routine o piccole incombenze, che per essere assolti richiedono maggior impegno da parte della memoria che dello spirito.

Questo impegno piuttosto unilaterale è facilmente causa di stanchezza ed esaurimento che possono manifestarsi anche con sintomi fisici, rendendoci generalmente stanchi e svogliati.

Benché l'attività fisica o mentale potrebbe farvi stare meglio, proprio non riuscite a raccogliere le forze per uscire a fare una passeggiata o per andare a trovare qualche amico. Rimanete magari seduti davanti al televisore e vi lasciate stordire dalle immagini, per poi svegliarvi il mattino dopo sempre con la stessa sensazione di stanchezza.

Se però improvvisamente arriva una variazione o uno stimolo dall'esterno, per esempio una visita inaspettata o un nuovo lavoro, la debolezza sparisce come d'incanto.

Come potete trasformare positivamente la vostra vita

La strada per uscire da questo stato di esaurimento psichico risulta più facile con Hornbeam.

Questo rimedio vi riconduce alla freschezza della mente e alla limpidezza del pensiero.

Per superare la pigrizia che vi paralizza e per potervi liberare dalla monotonia delle mansioni quotidiane, potete partecipare a corsi o iniziative che richiedano il vostro impegno fisico e mentale.

Fiori complementari Mustard, Chestnut Bud, Olive.

18 Impatiens - Non-mi-toccare

La pazienza è la chiave della felicità.
Proverbio arabo

Vi innervosite facilmente se qualcuno parla o, in generale, agisce lentamente? Vi costa fare la coda alla cassa del supermercato, per poi vedere anche come qualche cliente cerca ogni singola monetina nel borsellino? Talvolta finite le frasi di chi parla lentamente? Togliete le cose dalle mani degli altri per sbrigarle voi stessi, perché vi sembra che altrimenti ci si metta troppo tempo?

Allora probabilmente siete degli impazienti, che attraversano la vita in fretta e furia. Pensate rapidamente, parlate velocemente e apparite tesi e nervosi, sempre pronti a saltar su o ad esplodere. Stare insieme con persone lente nell'agire per voi rappresenta una dura prova di pazienza. Poiché siete veloci, spesso vi sentite superiori, e provate frustrazione e irritazione se gli altri non riescono a tenere il vostro ritmo.

Non-mi-toccare

La problematica degli impazienti investe sia il rapporto con gli altri sia quello con se stessi. Per quanto riguarda le relazioni con le altre persone, tutto viene confrontato con il proprio modello di 'rapidità'. Si sviluppano così facilmente intolleranza e presunzione e gli altri vengono giudicati sciocchi e incapaci.

Eppure è facile dimostrare che è proprio colui che va con calma al fondo delle questioni che riesce, con la ponderazione e la riflessione, a raggiungere livelli più profondi di colui

*Con fretta
e tensione
vi rendete
la vita difficile*

che è rapido e impaziente, e che facilmente rimane fermo alla superficie delle cose.

Nel rapporto con se stessa la persona veloce e frettolosa non si dà quasi pace. Corpo e anima raramente trovano occasione per rilassarsi. Sempre tesa, con la mente sempre proiettata in avanti, la persona spinta dall'impazienza e dalla fretta perde la capacità di godere della pace e della bellezza del momento presente. Essa non riesce mai a sedere tranquilla su una panchina, per far riposare le gambe e la mente. Spesso le conseguenze sono la rigidità muscolare e i disturbi digestivi. A differenza di chi è più riflessivo, chi è impaziente difficilmente riesce a trovare il tempo per osservare o percepire in profondità una situazione o gli altri, e perciò è spesso superficiale o frettoloso nei suoi giudizi.

Come potete trasformare positivamente la vostra vita

Divenire pazienti con se stessi e gli altri

Impatiens naturalmente non vi fa diventare lenti. Però, questa essenza vi aiuta a diminuire la frenesia e l'irrequietezza dentro di voi e ad aver più pazienza con gli altri e anche con voi stessi. Provate per una volta quanto può essere piacevole soffermarsi con la mente proprio sul momento presente. Potrete vedere molte cose con occhi differenti se vi sedete comodamente e vi rilassate. Forse noterete anche voi che il successo che rincorrete potete trovarlo qui e adesso.

Fiori complementari Beech, Chestnut Bud.

19 Larch - Larice

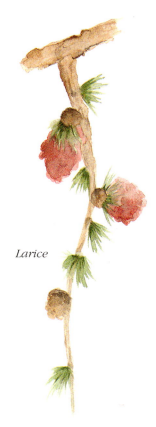

Larice

> *Butta via la paura, conta sulle risorse che hai dentro di te, abbi fiducia nella vita ed essa ti ricompenserà. Tu puoi più di quanto tu creda.*
> Ralph Waldo Emerson

Se, per esempio, siete invitati a una festa, trovate tutti gli altri ospiti più interessanti o attraenti di voi ed allora vi mettete in disparte, a fare da tappezzeria? Talvolta tacete per paura di sbagliare, per poi constatare generalmente che quella che avevate pensato sarebbe stata proprio la frase giusta?

Rispetto a molte cose che vorreste fare, avete la sensazione che comunque non ce la farete? Siete permalosi e, quando vi viene mossa una critica, vi sentite attaccati personalmente? Siete particolarmente ansiosi di ricevere lodi e approvazione dagli altri?

Verosimilmente rientrate in quella categoria di persone che non hanno una grande stima di sé. Benché posseggano le stesse capacità degli altri, magari anche in misura maggiore, non hanno fiducia in se stesse. Per timore di fallire o di fare una brutta figura, a volte non iniziano nemmeno un determinato lavoro oppure rifiutano recisamente le nuove incombenze.

Spesso siete inibiti e insoddisfatti di voi stessi

Si sentono a priori inferiori agli altri. Sono insoddisfatte di sé, del loro aspetto e delle loro capacità e vorrebbero essere come altre persone, di cui spesso ammirano senza invidia il talento, l'immagine o l'atteggiamento. Infatti l'invidia non fa parte delle loro caratteristiche.

Questi soggetti non hanno la capacità di accettarsi così come sono. Si può anche parlare di mancanza di fiducia in se stessi o di senso di inferiorità. Probabilmente hanno sviluppato questa tendenza a sottovalutarsi sin dalla prima infanzia. Forse, oltre ad avere una certa predisposizione, sono anche cresciuti in un ambiente in cui la loro 'piantina della fiducia in se stessi' non ha trovato di che nutrirsi a sufficienza. Tuttavia continuare a rammaricarsene o perdersi nel tentativo di attribuire la colpa a qualcuno, per esempio dicendo che il padre o la madre hanno sbagliato tutto, non li porta a nulla e nemmeno aumenta la fiducia che hanno in sé.

Come potete trasformare positivamente la vostra vita

Dovreste cominciare a fare qualcosa per accrescere la stima di voi stessi. Poco per volta, cercate di superare la paura che avete di sbagliare o di fare brutta figura. Larch può favorire questo processo, soprattutto se unito a Mimulus. Vedrete come crescerà la fiducia in voi stessi. Quando oserete intraprendere qualcosa, avrete successo e ciò rafforzerà ulteriormente la buona opinione che avete di voi.

Oltre al senso di inferiorità 'cronico' esistono anche stati acuti, nei quali sentiamo di non valere nulla. Se, per esempio, veniamo lasciati dal partner o non otteniamo un certo posto di lavoro, è facile che si instauri un complesso di inferiorità, frequentemente accompagnato da amarezza o gelosia. In questi casi Larch può essere utile, soprattutto se associato a Holly o Willow.

Fiori complementari Mimulus, Honeysuckle, Pine, Gentian, Star of Bethlehem, Cerato, Centaury.

20 Mimulus - Mimolo giallo

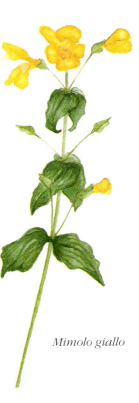

La gioia e la paura sono come lenti di ingrandimento.

Detto delle Fiandre

Siete anche voi come coloro che hanno paura di andare dal dentista, temono i temporali, e diversi giorni prima di un esame sentono già un certo disagio allo stomaco? Forse avete anche paura del futuro, di diventare vecchi, delle malattie.

Oppure avete altre paure che però siete in grado di descrivere con precisione: «Ho paura di...» Allora siete una di quelle persone per le quali Bach ha scoperto Mimulus. È tipico delle paure di Mimulus il fatto che il soggetto sa indicarle in modo concreto (a differenza di quelle di Aspen, che sono inspiegabili e generiche). Nelle paure di Mimulus c'è sempre un aspetto che si riferisce alla persona. Potreste temere che vi succeda qualcosa che vi danneggi fisicamente o psicologicamente, come per esempio nel caso di cure dentistiche o della separazione da una persona cara. Oppure temete di fallire, per esempio negli esami o quando dovete parlare in pubblico. Quale che sia l'aspetto preminente della paura di Mimulus, in ultima analisi si tratta della paura di soffrire. Di solito, in passato avete vissuto situazioni negative di questo tipo e ora temete che si ripetano. È determinante anche il fatto che si tende a ritenere più probabile l'evento negativo, anziché rivolgersi al futuro con atteggiamento positivo e ottimista, liberandosi dalle esperienze passate.

Mimolo giallo

Alcune situazioni vi spaventano

Come potete trasformare positivamente la vostra vita

Mimulus può aiutarvi a vincere le vostre paure e a porvi con calma e coraggio davanti a qualsiasi problema. La visita dal dentista non diventerà per questo una festa, quando subirete una perdita proverete comunque dispiacere e dolore, tuttavia accetterete meglio gli eventi che vi capitano e, al momento decisivo, saprete reagire in modo più adeguato.

Fiori complementari Honeysuckle, Star of Bethlehem, Gentian, Larch, Rock Rose.

21 Mustard - Senape selvatica

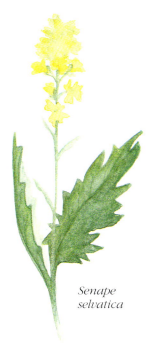

Senape selvatica

Vi sentite tristi senza sapere perché

> *Il dolore nasce sempre dal tempo che passa e che non ha ancora maturato i suoi frutti.*
>
> Antoine de Saint Exupéry

Conoscete quella sensazione di malinconia e tristezza che inaspettatamente si impadronisce di voi, come una nuvola nera che oscura il cielo terso dell'estate? E voi vi trasformate improvvisamente in una persona stanca, svogliata, che vorrebbe solamente starsene in disparte a guardare fisso davanti a sé. Senza apparente ragione vi sentite tristi, abbattuti, e potrebbe bastare qualsiasi pretesto per farvi scoppiare in pianto. Improvvisamente il mondo ha perduto qualsiasi colore per voi, tutto vi sembra senza senso. Di solito questo stato depressivo passa dopo un paio di giorni e se ne va altrettanto improvvisamente come era venuto.

Se soffrite frequentemente di depressione, probabilmente siete fra coloro che non riescono a esprimere la propria rabbia e ad alzare la voce quando è il caso di farlo. Anziché spiegare all'interessato ciò che vi infastidisce, preferite mandar giù e ve la prendete con voi stessi, vale a dire che alla fine dirigete l'aggressività, che in realtà dovrebbe essere sfogata all'esterno, contro di voi. Con l'andare del tempo il subcosciente trasforma l'aggressività 'ingoiata' in un comportamento depressivo. Molte donne soffrono di stati depressivi più o meno forti durante il periodo mestruale e la menopausa, cioè quando l'equilibrio ormonale è instabile. Tuttavia lo stato depressivo può insorgere in maniera totalmente indipendente da fattori fisici, magari in conseguenza di un evento doloroso. Allo stesso modo, anche gli uomini possono essere soggetti a umori instabili o soffrire di forme depressive più o meno leggere.

Come potete trasformare positivamente la vostra vita

In tutti i casi meno gravi Mustard ridona luce e colore al quotidiano. Sentite proprio ritornare la gioia di vivere e l'energia vitale. Negli stati depressivi che si innescano a causa di prolungate malattie, l'assunzione di Mustard può farvi osservare una chiara attivazione dello spirito vitale.

Ritorna il colore nella vostra vita

Le forme depressive gravi, che a volte si accompagnano a pensieri suicidi, devono essere trattate con farmaci o con la psicoterapia. Mustard può eventualmente essere usato a sostegno di queste terapie o anche, solo dietro consiglio medico, allo scopo di ridurre prudentemente i farmaci diventati ormai necessari.

Fiori complementari Willow, Gorge, Sweet Chestnut, Larch, Olive.

22 Oak - Quercia

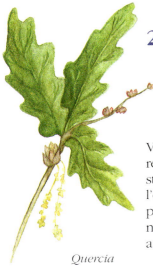

Quercia

Non vi concedete alcuna debolezza

> *La perseveranza è figlia della forza,*
> *l'ostinazione è figlia della debolezza,*
> *o meglio, della debolezza di ingegno.*
> Marie von Ebner-Eschenbach

Veramente dovreste tirare 'il freno d'emergenza' perché vi rendete conto che avete lavoro fin sopra i capelli. Vi sentite stanchi, senza forze, tuttavia non considerate minimamente l'eventualità di cedere una parte del lavoro o di organizzarvi per avere un aiuto. Tirate avanti, come spinti da un irrefrenabile impulso interiore. Il vostro motto potrebbe essere: «Non arrendersi» o: «Resistere a tutti i costi».

«Non posso piantare in asso gli altri con il lavoro»: in caso di malattia questo è il vostro primo pensiero. E il senso del dovere e la volontà di riuscire vi portano avanti. Forse temete che gli altri vi possano rinfacciare la vostra debolezza? Forse non volete ammettere con voi stessi che anche voi avete dei limiti? Forse avete bisogno di un 'aspetto esteriore forte' per sentirvi 'forti dentro'?

Come potete trasformare positivamente la vostra vita

Avete presente la quercia nodosa, che si staglia nella tempesta senza vacillare e improvvisamente si schianta a terra? Osservate invece il pioppo: flessibile come è, resiste anche al vento più forte. Riconoscete delle analogie fra il vostro comportamento e l'immagine della quercia? Allora dovreste prendere Oak per ritornare presto in forze.

Cercate di sviluppare la capacità di riconoscere e accettare i vostri limiti. La volontà di riuscire è un aspetto importante del carattere, alcune fondamentali scoperte non sarebbero state possibili senza di essa. Tuttavia, come in tutte le

cose della vita, anche in questo caso è determinante la misura.
La rinuncia e la perseveranza sono gli estremi fra cui si trova il giusto mezzo. Oak può aiutarvi nei vostri sforzi.

Fiori complementari Rock Water.

23 Olive - Ulivo

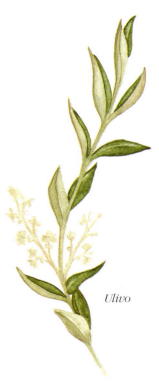

Ulivo

Perché è stolto chi agisce al di sopra delle sue forze.
Sofocle

Conoscete la sensazione di quando non si ha più voglia di nulla, nemmeno di ciò che in altre circostanze ci dà gioia? Tutto vi sembra troppo, vi sentite completamente svuotati, tanto che vorreste fuggire lontano oppure nascondervi in un angolino tranquillo? Alla sera non riuscite più a concludere niente, semplicemente vi spostate da una parte all'altra della casa senza scopo oppure sedete davanti al televisore, guardando programmi che non vi interessano. Questo stato è segno di un totale esaurimento. Probabilmente è già da tempo che vi siete sovraccaricati di lavoro, ignorando il vostro bisogno di tranquillità e distensione.

Forse tendete, a causa del grande impegno che mettete nel lavoro o in altre attività, a trascurare le vostre stesse esigenze? Forse siete esageratamente corretti e siete contenti solo se tutto il lavoro è stato sbrigato con precisione assoluta? Oppure siete delle madri che si consumano per la famiglia?
Questi tipi di comportamento, o altri che presuppongono un costante sovraccarico di lavoro, possono portare a stati di esaurimento cronici.

Vi sentite esauriti e oberati di lavoro

Come potete trasformare positivamente la vostra vita

Ci sono due possibilità per uscire da questa spiacevole situazione, come indicato di seguito.

• Conoscete le cause che vi hanno portato a questo stato di stanchezza e di esaurimento, per esempio una malattia, la mancanza di sonno, situazioni contingenti di tensione. Allora Olive vi può aiutare a rimettervi in piedi. Naturalmente solo se cambiate anche la situazione che consuma le vostre energie. Olive non è però il rimedio magico che possa sostituire sonno, riposo o vitamine.

• Non conoscete le ragioni del vostro stato di esaurimento. Allora chiederete al medico di controllare se eventualmente la causa non sia una malattia fisica; un esempio potrebbe essere la mancanza di ferro.

Se dal punto di vista fisico tutto è a posto, dovreste osservare meglio il vostro comportamento, per capire quando e come vi strapazzate. Fra i tipi di comportamento sopra citati avete forse riconosciuto il vostro? Allora è meglio che oltre a Olive assumiate anche i rimedi complementari adatti al vostro comportamento, per eliminare il male alla radice.

Successivamente, dopo aver riconosciuto il vostro schema comportamentale, dovreste incominciare a smontarlo con prudenza. Olive e i 'vostri' fiori complementari favoriranno il vostro lavoro.

Se non riconoscete nessuno dei comportamenti indicati, iniziate dapprima ad assumere Olive. Poi dovreste comunque tentare, parlandone con qualcuno di cui avete fiducia o con un terapeuta esperto, di conquistare una certa autoconoscenza; potreste arrivare a scoprire le cause del vostro esaurimento.

Fiori complementari Centaury, Crab Apple, Larch, Vervain, Rock Water, Chicory, Oak.

24 Pine - Pino silvestre

> *Il mio compito non è quello di dare agli altri il meglio oggettivo, ma il mio meglio, nel modo più puro e sincero possibile.*
>
> Hermann Hesse

Siete spesso insoddisfatti dei risultati che ottenete, perché giudicate che avreste potuto fare di meglio? Cercate sempre e subito la colpa in voi quando emergono problemi nel rapporto con gli altri? Venite colti immediatamente dai sensi di colpa? Avete spesso la sensazione di non essere all'altezza delle richieste e dei bisogni dei vostri figli o di vostro marito/vostra moglie?

Allora probabilmente appartenete a quel genere di persone che dubitano sempre di ciò che fanno e che continuano a domandarsi se non avrebbero potuto fare di più. Per esempio, dopo una festa di compleanno ben riuscita, quando tutti gli invitati sono andati, iniziano a rimuginare se e dove c'era qualche cosa che non andava: il pranzo è piaciuto davvero? I vini erano quelli giusti? Si sono trovati tutti a proprio agio?

Può succedere che rimaniate svegli la notte per rimproverarvi di scelte sbagliate che avete fatto o di frasi inopportune che avete detto. Perfino degli errori compiuti da altri spesso vi sentite responsabili e ve ne attribuite la colpa. La vostra insoddisfazione e i vostri dubbi, tuttavia, non si riferiscono solamente a come agite, ma anche a come siete in quanto persone. Anche in questo caso vi sentite a disagio e limitati. Non vi è di aiuto nemmeno che gli altri vi assicurino del contrario. Nel vostro cuore è conficcata, come una freccia avvelenata, la sensazione di non essere all'altezza. Di qui derivano insicurezza, mancanza di gioia di vivere e i conti-

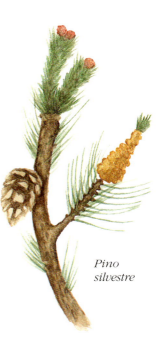

Pino silvestre

Spesso sentite di non essere all'altezza

nui sforzi per cercare di fare tutto al meglio, anche per soddisfare le vostre stesse aspettative, che di solito sono molto alte. Analogamente al 'modello del complesso di inferiorità' (*vedi* Larch) anche il 'modello dei sensi di colpa' generalmente si crea fin dall'infanzia.

Come potete trasformare positivamente la vostra vita

Per attenuare sensi di colpa eccessivi

Pine non può d'un tratto liberarvi dai complessi di colpa, tuttavia vi dà forza e sicurezza, permettendovi di sperimentare comportamenti alternativi. In tutto ciò che fate dovete sempre dirvi: «Io do il meglio di me stesso e se agli altri non basta, è un loro problema. Vale a dire che finché metto tutto il mio impegno in ciò che faccio, non devo rimproverarmi nulla, anche se gli altri non ritengono me o le mie prestazioni all'altezza delle aspettative». Anche nelle situazioni contingenti, in cui ci tormentiamo rimproverandoci qualcosa, Pine può aiutarci a vedere tutto nella giusta luce.

Fiori complementari Larch, Honeysuckle, White Chestnut, Rock Water, Crab Apple, Sweet Chestnut, Gorse.

25 Red Chestnut - Ippocastano rosso

Qualsiasi spauracchio svanisce, se lo si guarda bene in faccia.
Johann Gottlieb Fichte

La sera non riuscite a prendere sonno se vostro figlio o vostra figlia non sono ancora rientrati? Quando il vostro compagno è in viaggio vi deve chiamare spesso per tranquillizzarvi, altrimenti vi preoccupate?

Avete sempre paura che sulla strada verso la scuola a vostro figlio possa succedere qualcosa?

Oppure, in termini più generali, l'apprensione nei confronti dei vostri cari è per voi un fatto frequente o costante? Allora siete tipici casi di Red Chestnut, la cui caratteristica centrale è infatti la paura per gli altri.

Vi preoccupate troppo per i vostri cari

Questa paura, che al primo sguardo potrebbe sembrare moralmente apprezzabile, non danneggia solo voi, ma anche le persone per le quali siete costantemente preoccupati.

Per esempio, un bambino sensibile percepisce l'ansia della madre e diventa a sua volta insicuro. Non ultimo, queste paure sono il segno di una mancanza di fiducia, anche nelle capacità del bambino. Come può questi, in simili condizioni, sviluppare la fiducia in se stesso?

D'altra parte anche gli adulti diventano insofferenti se si sentono continuamente oggetto di apprensione. Chi, sotto questa costante pressione, deve continuamente interrompere il lavoro o la propria presenza a importanti manifestazioni, come fiere o congressi, per telefonare a casa, nonostante le mille difficoltà, vive la paura di chi rimane a casa come un peso non solamente psicologico.

Come potete trasformare positivamente la vostra vita

Red Chestnut può aiutarvi a liberarvi dall'apprensione per gli altri. Così vi sarà possibile accompagnare con pensieri positivi i vostri cari quando sono lontani.

Improvvisamente potreste anche arrivare a capire che le paure, che finora avevate nascosto dietro un'esagerata preoccupazione per gli altri, in realtà si riferiscono alla vostra

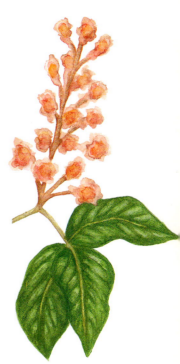

Ippocastano rosso

persona. Reed Chestnut vi aiuta non soltanto a superare la paura per gli altri, ma vi può anche aprire la via per riconoscere le 'vostre' paure e per vincerle.

Fiori complementari Gentian, Honeysuckle, Star of Bethlehem, Mimulus, Chicory, Rock Rose.

26 Rock Rose - Eliantemo

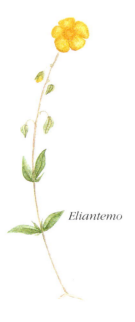

Eliantemo

In caso di panico

Un naufrago ha paura anche quando il mare è calmo.

Ovidio

Vi è mai capitato di viaggiare in aereo e durante una tempesta cadere improvvisamente in un vuoto d'aria? Vi è successo di trovarvi su una barca a vela, in mezzo a un lago e mentre infuria un temporale, sapendo che l'albero della vostra imbarcazione rappresenta un punto di attrazione per i fulmini? Siete mai scesi da un'automobile dopo un incidente con le 'gambe molli? O avete provato qualcosa di simile che vi ha procurato la sensazione di trovarvi in pericolo di vita o completamente in balìa di una situazione minacciosa? Allora sapete che cosa è il panico, quando 'il cuore si ferma', il respiro rimane sospeso e ci si sente come paralizzati. Generalmente diventiamo consapevoli di questo tipo di paura solo quando la situazione drammatica è passata, quando cioè la sensazione di essere sotto *shock* prende piede in noi. In tali situazioni Rock Rose può essere di aiuto per sciogliere il panico, per regolarizzare il polso e far tornare il respiro. Ci si sblocca e si può reagire in maniera adeguata.

Forse, come molti altri, anche voi avete i nervi deboli e vi lasciate vincere dal panico in situazioni di per sé non particolarmente critiche; vi sentite quindi tutti sottosopra e perdete il controllo.

Queste situazioni si creano, per esempio, quando avete la sensazione di non arrivare in tempo a una scadenza importante, di aver perso un oggetto di valore o quando qualcuno della vostra famiglia non arriva a casa puntuale. Anche in questi momenti Rock Rose vi può essere di aiuto, per reagire in modo più rilassato.

Come potete trasformare positivamente la vostra vita

In tutti i casi che giudicate eccezionali o critici, in tutte le circostanze esterne che provocano in voi ansia e spavento, dovreste affidarvi all'effetto calmante di Rock Rose (*vedi* anche Rescue Remedy, il rimedio di pronto soccorso, a pag. 99).

27 Rock Water - Acqua di roccia

La vita si affronta con un sorriso
o non si affronta affatto
                                        Proverbio cinese

Vivete secondo regole fisse e rigidi princìpi? Tendete a eseguire, per esempio, gli esercizi di ginnastica o ad applicare le diete con grande disciplina e costanza? Cercate sempre di svolgere il vostro lavoro in maniera esemplare? Siete anche voi tra quelle persone affidabili e dedite al proprio dovere che fanno la gioia di qualsiasi datore di lavoro? Vi fissate sempre obiettivi piuttosto elevati, che riuscite a raggiungere solo a gran fatica e con notevoli sforzi?

Siete troppo esigenti con voi stessi

Acqua di roccia

Vivere meglio con flessibilità

Probabilmente ora vi domanderete: «Ebbene, che cosa c'è da ridire? Non è certo un male essere un poco esigenti con se stessi e disciplinati». Naturalmente questo va bene, finché non vi toglie la gioia di vivere e il benessere. Talvolta il senso del dovere e la disciplina assumono forme che fanno di noi dei fanatici ottusi e asceti privi di qualsiasi senso dell'umorismo, che non trovano più alcun piacere nella vita.

Ecco che tendiamo, allora, a reprimere quella parte di bisogni che non corrisponde al nostro quadro ideale. La nostra ricerca della perfezione e il rispetto dei princìpi ci rende a volte individui severi, rigidi e presuntuosi.

In alcuni casi questo comportamento non è però molto marcato; i soggetti sentono solamente una certa mancanza di leggerezza e di gioia di vivere.

Come potete trasformare positivamente la vostra vita

Rock Water è una specie di 'ammorbidente', che vi aiuta a prendervi un po' meno sul serio e a godere anche dei lati ameni della vita. Anche se non si esegue tutto alla perfezione o se di tanto in tanto ci si dimentica dei propri princìpi, si è comunque persone apprezzabili.

Potete sentirvi più felici e vitali se diventate meno severi con voi stessi e meno esigenti. Potete tranquillamente essere più indulgenti nei vostri confronti e concedervi qualche piacere, come fareste con un buon amico.

Fiori complementari Pine, Crab Apple, Beech, Oak.

28 Scleranthus - Centigrani, fiorsecco

Se sei indeciso fra due cose, guarda qual è la più difficile da accettare per il tuo più basso istinto e sceglila. Sarà quella giusta.

Ibn Atà Allàh

Scleranthus

Spesso vi riesce difficile decidere fra due possibilità? Per esempio, siete stati invitati da due persone diverse nella stessa sera; vi piacerebbe accettare entrambi gli inviti. Che cosa fare? Dapprima un programma vi sembra più attraente, poi vi pare di preferire l'altro. Più ci pensate, più la vostra mente si affolla di argomenti a favore e contrari e la decisione diventa sempre più difficile. Alla fine vi sentite come bloccati e magari lasciate decidere al caso.

Avete difficoltà a concentrarvi su un argomento o su un determinato oggetto perché vi vengono continuamente in mente nuovi pensieri?

Siete soggetti a forti sbalzi di umore? Ora vi sentite felici e senza preoccupazioni e il momento dopo tutto vi pare cupo e grigio?

A volte iniziate due lavori allo stesso momento perché ritenete entrambi ugualmente importanti? Cambiate idea spesso, quando vi si presenta improvvisamente un nuovo punto di vista?

Allora forse agli altri apparite inaffidabili e incostanti.

Probabilmente fate parte di quelle persone che perdono facilmente l'equilibrio interiore. Di fronte a qualsiasi argomento reagite come canne al vento; prima tendete da un lato e poi dall'altro. Ogni nuovo aspetto di una situazione, ogni nuovo pensiero vi fa vacillare. Così, naturalmente, ogni decisio-

Vi sentite lacerati intimamente

ne diventa una pena, soprattutto se volete sempre il meglio per voi stessi. Tuttavia, a differenza del tipo Cerato, che pure soffre di indecisione, non cercate il consiglio degli altri.

Come potete trasformare positivamente la vostra vita

Scleranthus vi aiuta a stabilizzare il vostro equilibrio interiore. Sarete così meno soggetti a sbalzi di umore e vi sentirete più sicuri di fronte alle decisioni da prendere. Pur continuando a possedere la capacità di vedere tutte le sfaccettature di un problema, saprete prendere la decisione più giusta per voi, presto e senza esitazioni.

29 Star of Bethlehem - Latte di gallina

Allontana la paura e vedrai le stelle.
Proverbio filippino

Negli stati di shock

I gravi traumi fisici o psicologici, come per esempio incidenti, ferite, brutte notizie, possono provocare nel nostro organismo degli stati di *shock*. Le conseguenze possono essere blocchi fisici e psichici che si manifestano in sintomi quali gambe molli, tremori, palpitazioni, accessi di sudorazione, fino alla perdita dei sensi.

Per superare queste situazioni traumatiche, potete ricorrere a Star of Bethlehem (o a Rescue Remedy, il rimedio di pronto soccorso, che contiene oltre ad altre essenze anche Star of Bethlehem, *vedi* pag. 99).

Assumendo questo rimedio troverete più facile elaborare mentalmente e fisicamente lo *shock*, per superarlo.

Spesso i traumi rimangono irrisolti per anni, talvolta decenni, senza che ce ne siamo liberati veramente. In questo modo, i blocchi creatisi nella circostanza traumatica riescono a disturbare anche nel presente la libera circolazione dell'energia e delle informazioni, senza che ce ne rendiamo conto. Di conseguenza, a volte soffriamo di sintomi come insonnia, disturbi cardiaci e digestivi, dolori di schiena, dei quali non riusciamo a trovare le cause e che perciò spesso vengono liquidati come disturbi vegetativi.

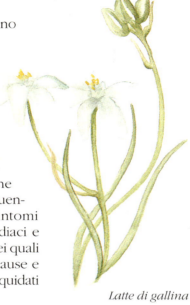

Latte di gallina

Come potete trasformare positivamente la vostra vita

Vale la pena di fare un tentativo con Star of Bethlehem. Di questa essenza Bach diceva che allevia preoccupazioni e dolori, anche con origini ormai lontane nel tempo.

Prendendo Star of Bethlehem riuscirete a sciogliere i blocchi interiori in modo da permettere all'energia di circolare di nuovo liberamente in tutto il corpo. I sintomi fisici legati a questa condizione spariscono da sé.

30 Sweet Chestnut - Castagno dolce

> *Dio non ci manda la disperazione per tormentarci, ma per risvegliare in noi una nuova vita.*
>
> Hermann Hesse

Nella vostra vita siete mai stati disperati? Allora conoscete la condizione di assoluto scoraggiamento. Con un senso di debolezza impotente fissate la parete davanti a voi, consci solo del fatto che non riuscite più a sopportare tutto ciò che vi opprime.

Vi sentite come tagliati fuori dal mondo, dalla sua luce e dal suo calore. Non avete più la forza per fare nulla.

La situazione vi appare senza speranze

In realtà dovreste gridare forte il vostro dolore, ma generalmente ciò non vi è possibile. Al contrario, anche in questa situazione così grave non vi lamentate, cercate anzi di essere coraggiosi. In ogni caso siete convinti che nessuno possa aiutarvi. Tuttavia, proprio a questo punto ci sarebbe una possibilità per voi di uscire da questo stato di disperazione. Si tratta della volontà di parlare con gli altri.

Comunicando, non solo potete trovare consolazione, ma conoscere nuovi punti di vista, che potrebbero anche indicarvi una via d'uscita dalla vostra disperata situazione. A volte queste circostanze diventano dei momenti di svolta, che costringono a cambiare atteggiamento. Per esempio, il compagno di un tossicodipendente può arrivare a scoprire che la separazione è per entrambi l'unico modo per offrire all'altro la possibilità di guarire.

Castagno dolce

Come potete trasformare positivamente la vostra vita

Indipendentemente dalle ragioni che hanno provocato la vostra disperazione, una grave malattia, la perdita di una persona amata o il lungo martirio di una relazione infelice, Sweet Chestnut vi può aiutare a rigenerare la vostra energia e la speranza, per trovare una strada che vi riporti dalla situazione senza uscita in cui vi trovate alla luce e alla gioia della vita.

Fiori complementari Gentian, Willow, White Chestnut, Gorse, Pine.

31 Vervain - Verbena

> *Puoi sicuramente condurre l'uomo sulla retta via, ma non lo puoi costringere a rimanerci.*
> Confucio

Tendete a entusiasmarvi e ad impegnarvi per una persona o una causa, anche se ciò assorbe tutte le vostre forze? Per voi è importante convincere gli altri di ciò in cui credete? Siete pieni di voglia di fare e di energia e spesso vi sovraffaticate fisicamente? Vi sentite di solito tesi e stressati? Probabilmente appartenete a quella categoria di persone energiche che si entusiasmano facilmente per qualcosa e che ci si buttano fino a esaurirsi.

Difficilmente rivedete un'opinione, una volta che l'avete adottata. Di conseguenza portate a termine lavori e progetti con grande coerenza e costanza. Per farlo non vi riservate un trattamento molto delicato: la tensione permanente e

Cercate sempre di convincere gli altri

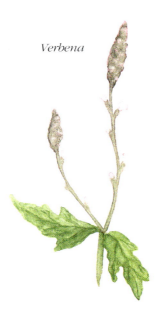

Verbena

poche pause di recupero sono la regola. Nessuna meraviglia se un bel giorno cominciate a sentire le conseguenze, di solito in termini di rigidità muscolare ed esaurimento nervoso, di uno stile di vita che divora tutte le vostre energie. Con tutto il desiderio che avete di coinvolgere gli altri nel vostro entusiasmo, spesso mancate l'obiettivo, perché cercate di 'colonizzarli', vale a dire che tentate di costringere gli altri ad assumere la vostra opinione, servendovi della frase abituale: «È così che si deve fare».

Come potete trasformare positivamente la vostra vita

Vervain vi può aiutare a essere più attenti verso voi stessi. Vi accorgerete di come mettete gli altri sotto pressione con il vostro entusiasmo e di come divenite a volte troppo esigenti con voi stessi e con chi vi sta vicino. Questa essenza vi sosterrà mentre sperimenterete nuovi atteggiamenti, che meglio rispondono al vostro bisogno di tranquillità e distensione. Per esempio, lasciate stare per una volta il lavoro, oppure spostate una scadenza se vedete che vi sentite stanchi ed esauriti.

Fiori complementari Impatiens, Beech, Rock Water.

32 Vine - Vite

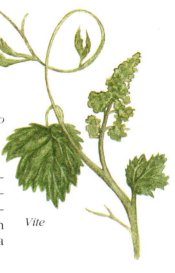
Vite

> *Guai al potere che seppellisce chi lo possiede.*
>
> Dal Talmud

Riuscite a dominare la situazione anche in casi di emergenza ed eventualmente assumete il comando? Nelle discussioni di solito vi sentite dalla parte della ragione? Siete in grado di dare istruzioni agli altri in modo efficace? Avete un atteggiamento sicuro e deciso? Possedete una spiccata forza di volontà e una buona capacità di resistenza?

Che lo crediate o no, probabilmente appartenete al tipo del 'capo'. Siete dotati del senso del potere e dell'autorità; nel gruppo assumete subito il ruolo dei leader e stabilite le regole. Probabilmente anche sul lavoro avete una posizione di questo tipo. Generalmente sapete bene come affermarvi e agli altri fate l'impressione di essere duri e inflessibili. Il pericolo per voi ed il vostro rapporto con gli altri sta nell'eventualità che perdiate la giusta misura e che la personalità forte, autorevole, capace e versatile si trasformi in quella del tiranno, che impartisce ordini e si aspetta che vengano eseguiti senza discutere. Allora il vostro senso del giusto potrebbe facilmente degenerare nella pretesa di avere sempre ragione, non essendo più importante la cosa di volta in volta in questione quanto il vostro potere personale. Potreste giungere a utilizzare le vostre energie e capacità solamente come farebbe un dittatore, per affermare la vostra personalità sugli altri.

Anche quando il desiderio di potere non è spiccato in voi o è nascosto, al più piccolo accenno di comportamento dispotico dovreste prendere subito Vine, soprattutto se soffrite di contratture muscolari o di rigidità articolare. È con questi sintomi, secondo Bach, che si manifesta la sete di potere.

Volete sempre avere ragione

*Imparare
ad accettare gli altri*

Come potete trasformare positivamente la vostra vita

Vine può aiutarvi a dirigere le vostre innate qualità di leader, non allo scopo di sottomettere gli altri, ma per il bene di tutti. Quando date istruzioni, dovete considerare che avete davanti a voi una persona che possiede un'anima e una dignità. Così facendo, sentirete meno forte in voi il desiderio di dominare il prossimo. Vedrete che, grazie alle vostre capacità, potrete motivare e guidare gli altri in modo eccezionale, senza essere costretti a esercitare alcuna pressione.

Fiori complementari Impatiens, Beech, Rock Water.

33 Walnut - Noce

> *Non c'è scopo nel consigliarsi con coloro che seguono un'altra strada.*
> Confucio

Vi trovate davanti a un grosso cambiamento nella vostra esistenza, come un nuovo lavoro, la separazione dal partner o l'inizio di una vita indipendente, fuori dalla casa paterna? Sentite perciò un'insolita insicurezza, benché la vostra decisione sia giusta e buona?

Di solito vi interessa poco ciò che pensa la gente, tuttavia improvvisamente vi accorgete che vi lasciate influenzare dalle opinioni degli altri, da frasi come: «Ma vuoi davvero lasciare questo ottimo posto di lavoro?» oppure: «Non puoi fare una cosa del genere ai tuoi genitori: andartene a vivere in un'altra città». Forse siete così disorientati che non mettete in pratica la vostra scelta, pur pensando che sia giusta. Allora magari rimanete ugualmente a vivere con i vostri genitori, oppure non vi separate dal vostro compagno, benché sappiate con precisione che in realtà dovreste fare proprio questo passo per poter andare avanti nella vostra evoluzione personale. Eppure qualcosa vi trattiene.

In decisioni di questo tipo sono soprattutto le emozioni che giocano un ruolo determinante. Perché queste scelte generalmente richiedono di rinunciare a piacevoli abitudini e ad antichi legami. Non è facile farlo, e così, nella fase decisionale, tentenniamo insicuri fra un partito e l'altro. In momenti di questo tipo siamo particolarmente sensibili a eventi esterni di disturbo, che ci disorientano ulteriormente.

Al momento vi sentite molto insicuri

Come potete trasformare positivamente la vostra vita

In queste situazioni Walnut può migliorare la vostra capacità di affermazione. Vi aiuta a ritrovare la fiducia in voi stessi e vi dà il coraggio di compiere quanto programmato, senza dare troppa importanza a ciò che pensano gli altri.

Bach definiva Walnut come il rimedio *link-breaker* che, tradotto alla lettera, significa 'rompi-legami'.

Quest'essenza può aiutarvi a sciogliere determinati legami emotivi, e vi fornisce le 'difese' necessarie contro gli influssi negativi che provengono dagli altri. Aumenta in voi la capacità di proseguire sulla vostra strada, indipendentemente dall'opinione altrui e dalle chiacchiere. Grazie a Walnut si possono ridimensionare le difficoltà grandi e piccole che i periodi di transizione fra le varie fasi della vita portano con sé. Aiuta il lattante a mettere i denti, lenisce i turbamenti del periodo puberale, allevia le tensioni e gli sconvolgimenti del climaterio e permette di accettare con serenità l'età del pensionamento.

Fiori complementari Centaury, Wild Oat.

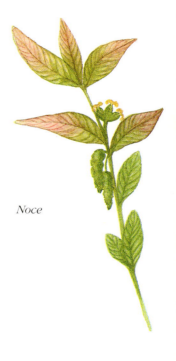

Noce

34 Water Violet - Violetta d'acqua

Puoi avere tutte le virtù, ma se ti manca l'umiltà non sei completo.
Massima ebraica

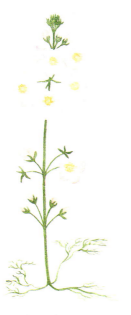

Violetta d'acqua

Preferite mantenere le distanze

Talvolta provate un senso di solitudine anche nel mezzo di una chiassosa riunione fra amici? Vi riesce difficile entrare rapidamente in contatto con gli altri essendo tipi piuttosto riservati e distaccati? Preferite risolvere da soli i vostri problemi, senza sollevare tanto clamore? Cercate di evitare di immischiarvi negli affari degli altri?

Allora probabilmente siete persone salde come la roccia, calme, riflessive, che non si lasciano toccare dalle vicende umane, forse troppo umane, che succedono intorno a loro.

Nessuno può credere che anche voi abbiate problemi e preoccupazioni, perché non lasciate trapelare niente. Agli altri generalmente apparite forti, a volte un po' freddi e distaccati.

È così che spesso si manifesta il vostro segreto senso di orgoglio e superiorità, che nasce dalle qualità eccezionali che possedete, dai risultati straordinari che sapete raggiungere, o che può essere talvolta la conseguenza di una famiglia ricca e molto in vista alle spalle.

Il problema di alcuni tipi Water Violet sta nel fatto che proprio da questo orgoglio, giustificato, si sviluppa un atteggiamento di arroganza e superiorità. Qualcuno di loro forse dimentica che i presupposti dei risultati raggiunti sono le doti e le possibilità che abbiamo ereditato. Esse sono un dono per il quale dobbiamo soprattutto essere grati; possiamo anche essere orgogliosi di ciò che abbiamo costruito su queste doti, tuttavia non c'è ragione di comportarsi in modo arrogante e presuntuoso verso chi non ha avuto una posizione di partenza altrettanto buona.

Come potete trasformare positivamente la vostra vita

Il rimedio Water Violet vi aiuta a riportare il vostro orgoglio ad una misura ragionevole. Potete imparare a liberarvi dal vostro segreto senso di superiorità. Water Violet vi serve a staccarvi dalla riservatezza. Allora potrete rivolgervi agli altri in maniera migliore e intimamente meno isolati.

Fiori complementari Vervain, Vine, Beech, Impatiens.

35 White Chestnut - Ippocastano Bianco

Dove vi è chiarezza, vi è anche pace,
o a poco a poco la pace nascerà da sé.
Wilhelm von Humboldt

Sapete che cosa si prova quando nella testa i pensieri si muovono in cerchio intorno a un tema fisso, come un disco che si è incantato? Di notte vi rigirate insonni nel letto e non riuscite a trovare pace? Quando qualcuno vi parla non sentite perché la vostra mente è così presa da qualcosa e i vostri pensieri si agitano in un tale carosello che non siete capaci di fermarli? Spesso questo carosello di pensieri prende il via da avvenimenti che hanno a che fare con paure, preoccupazioni, rabbia. Può essere quindi che dopo una discussione, per esempio, la vostra mente sia continuamente attraversata da ciò che avreste voluto dire veramente. Oppure,

I fiori di Bach dalla A alla Z

C'è un pensiero che non vi abbandona

prima di un esame, sono le vostre paure a danzare in tondo. Ma anche gli eventi positivi, come la pianificazione di una festa di compleanno o di un viaggio che dovrete intraprendere, possono mettere in moto un turbinio di pensieri.

Finché questo carosello, questo girotondo di idee, non si arresta, non possiamo più pensare a nient'altro, non riusciamo a concentrarci, diventiamo distratti e non siamo capaci di riportare la calma e la lucidità nella nostra mente. Ne consegue un blocco di tutti gli stimoli che vengono dall'esterno e che non sono nemmeno percepiti. Se queste condizioni si protraggono ne soffre tutto il nostro stato generale. Il riposo non ci basta, e può darsi che diventiamo tristi o depressi, se i pensieri negativi non ci abbandonano.

Come potete trasformare positivamente la vostra vita

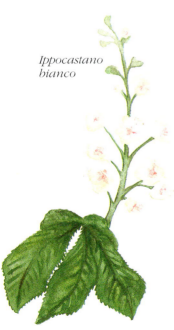

Ippocastano bianco

Con l'aiuto di White Chestnut potete arrestare il circolo vizioso dei vostri pensieri: con sollievo vedrete così ritornare progressivamente nella vostra mente la calma e la lucidità. Sarete di nuovo ricettivi verso le informazioni provenienti dall'esterno, saprete concentrarvi sull'evoluzione del presente e di notte riuscirete a dormire bene come una volta.

In generale, è bene prendere White Chestnut combinandolo con altre essenze che curano i sentimenti che hanno provocato il carosello di pensieri, come complessi di colpa, paure o gelosia.

Fiori complementari Pine, Holly, Mimulus, Sweet Chestnut, Rock Rose, Vervain, Honeysucle, Clematis, Willow.

36 Wild Oat - Avena selvatica

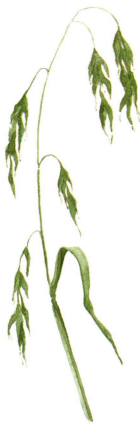

Avena selvatica

Non siete soddisfatti della vostra vita

> *Noi pretendiamo che la vita abbia un senso, ma essa ha esattamente tanto senso quanto noi stessi siamo in grado di darle.*
>
> Hermann Hesse

Vi stancate presto delle persone, delle situazioni o delle cose, anche se all'inizio avreste fatto fuoco e fiamme per esse? Iniziate molti progetti, per esempio sul lavoro, nel tempo libero, nei rapporti con gli altri, e poi non ne portate a termine nessuno, perché improvvisamente non siete più sicuri che fosse la scelta giusta per voi? Talvolta vi sentite sbandati e non sapete più bene che cosa fare della vostra vita? Trovate difficile scegliere un indirizzo professionale perché vedete i presupposti per intraprendere lavori diversi?

Allora probabilmente siete fra quelle persone che non sanno molto bene come debba proseguire la loro vita. In qualche modo siete sempre alla ricerca di qualcosa con cui occupare il tempo e divertirvi. Avete già sperimentato molte possibilità, ma alla fine siete sempre stati assaliti dal dubbio che tutto ciò non avesse veramente un senso. A differenza del tipo Scleranthus, che non sa decidersi fra due alternative, voi avete difficoltà nello scegliere fra un certo numero di possibilità che vi sembrano giuste e importanti. Ciò vi rende infelici, soprattutto quando vi accorgete che intanto il tempo passa.

Come potete trasformare positivamente la vostra vita

Wild Oat vi aiuterà a dare un indirizzo alla vostra vita. Provate ad ascoltare voi stessi: dentro di voi portate un'istanza precisa, che indica con esattezza ciò che è giusto e ragionevole per la vostra evoluzione personale. L'essenza Wild Oat vi aiuterà a entrare meglio in contatto con la voce che è dentro di voi. In questo modo vi sarà più facile decidere fra le possibilità che vi si presentano di volta in volta. Quando riuscirete a farlo vi sentirete sicuramente più sicuri e soddisfatti.

37 Wild Rose - Rosa Canina

Se nel mio cuore porto un ramo verde, un uccello si fermerà a cantare su di esso.
Proverbio cinese

Tendete a pensare che non potete fare niente per modificare la vostra situazione, il corso di una malattia o il destino, e perciò non fate nessun tentativo per cambiare? In fondo al cuore vi sentite tristi benché abbiate spesso motivo di gioia? Anche quando, per esempio, tutto va bene a voi ed alla vostra famiglia, oppure vivete o vedete qualcosa di bello?

Questa mancanza di gioia non dipende da un dispiacere o dalla depressione, eppure nel profondo di voi stessi semplicemente non provate alcun interesse per le cose della vita? Vi siete mai detti: «Tanto non serve a nulla», provando magari nello stesso tempo un senso di stanchezza o di mancanza di energia?

Allora presumibilmente appartenete a quella categoria di persone che oppongono poca resistenza alle difficoltà della vita e che piuttosto le accettano con rassegnazione. Questo modo di abbandonarsi al proprio destino a volte viene confuso con l'idea di essere superiori a tutto. In questo quadro mancano però l'intima gioia e la consapevolezza della propria felicità.

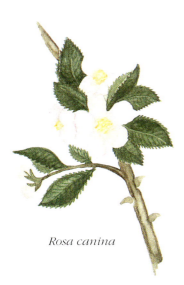
Rosa canina

Per alcuni la profonda rassegnazione nei confronti della propria esistenza non è nemmeno un processo cosciente. Può essere che percepiscano solamente un senso di vuoto e di tristezza interiore, che diventa il filo conduttore di tutta la loro vita, indipendentemente dagli accadimenti esterni. Talvolta, invece, si accorgono di seguire gli eventi intorno a sé senza entusiasmo, in modo apatico. Spesso ne consegue quell'atteggiamento che fa 'abbassare le cortine' verso il mondo esterno, magari a causa di esperienze negative vissute nella prima infanzia o di una lunga malattia.

Vi manca la gioia di vivere

Come potete trasformare positivamente la vostra vita

Wild Rose naturalmente non può eliminare questa impostazione della vita dall'oggi al domani. Spesso è necessaria anche una psicoterapia. Wild Rose però può aiutarvi, poco per volta, a 'rialzare le cortine' verso il mondo. A questo scopo è necessario che prendiate coscienza della vostra condizione e impariate a capire che la situazione critica che ha portato all'"oscuramento' verosimilmente oggi non è nemmeno più presente.

Nelle situazioni in cui può nascere questa rassegnazione, per esempio durante una malattia o altre dure prove del destino, Wild Rose vi rende 'mobili' e vi consente di riconoscere che potete migliorare attivamente la vostra condizione, anziché sopportarla senza difese.

Fiori complementari Star of Bethlehem, Mustard, Gentian, Honeysuckle.

38 Willow - Salice giallo

> *Non è ciò che viviamo che fa il nostro destino, ma come lo viviamo.*
> Marie von Ebner-Eschenbach

Avete l'impressione di attirare gli eventi negativi della vita come una calamita? Talvolta vi domandate che cosa avete fatto per meritare tutto questo? Siete fra coloro ai quali va tutto storto? Probabilmente la vostra automobile capita dal meccanico più spesso di quella degli altri; quando siete in vacanza dovete cambiare albergo almeno una volta per poter trovare una sistemazione accettabile...

Vi sentite nella parte in ombra della vita

E la lista si può allungare con vicissitudini che sembrano continuamente confermare che proprio voi vivete nella parte in ombra della vita e che il destino vi è avverso. È sottinteso che con il passare del tempo si forma in voi anche un senso di rancore e di astio verso chi pare avere un destino migliore del vostro. In realtà non sperate nemmeno più che possa accadere qualcosa di positivo e mettete in conto solamente gli eventi negativi.

È così che ci si trova coinvolti in un circolo vizioso: finché ci guardiamo intorno pieni di pessimismo e di risentimento, faremo anche esperienze che corrispondono al nostro atteggiamento. Perché il nostro approccio negativo e le nostre aspettative pessimistiche influiscono sia direttamente sia indirettamente sul comportamento degli altri nei nostri confronti. Dice il proverbio: «Chi semina vento, raccoglie tempesta». Se quando incontriamo qualcuno siamo negativi o sospettosi, chi ci sta di fronte se ne accorge e non riesce a reagire con disponibilità e distensione; per noi si prepara così una nuova esperienza negativa.

Soprattutto in caso di lunghe e gravi malattie è facile che

scivoliamo in uno stato di rancore e astio, se percepiamo la malattia solamente come uno scherzo del destino e non come una sfida a cambiare qualcosa nella nostra vita, al fine di migliorarci spiritualmente.

Probabilmente in questo momento trovate difficile accettare tutto ciò, ed avete esempi a sufficienza per convincervi che siete quasi sempre vittime delle circostanze avverse. Tutti noi viviamo giornalmente eventi apparentemente negativi; determinante è il modo in cui reagiamo, se cerchiamo cioè di vedere il lato positivo anche di tali situazioni.

Se, per esempio, viene rimandato uno spettacolo che aspettavate da tempo, vi sono due modi possibili di reagire: «Tipico,» potete dirvi, «quando per una volta decido di fare qualcosa, va tutto storto» oppure: «Peccato; però così stasera avrò il tempo di ascoltare il nuovo CD».

Come potete trasformare positivamente la vostra vita

Con l'aiuto di Willow potete imparare a superare il vostro pessimismo. Capirete allora che voi stessi siete i responsabili della vostra situazione e non le vittime di chissà quali 'forze oscure'. Da questa presa di coscienza nascono le possibilità di cambiare e le forze necessarie per farlo.

Fiori complementari Gentian, Heater, Holly, Honeysuckle, Star of Bethlehem, Gorse.

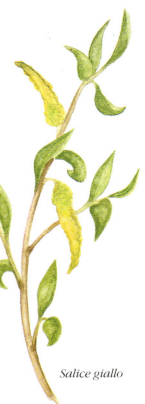

Salice giallo

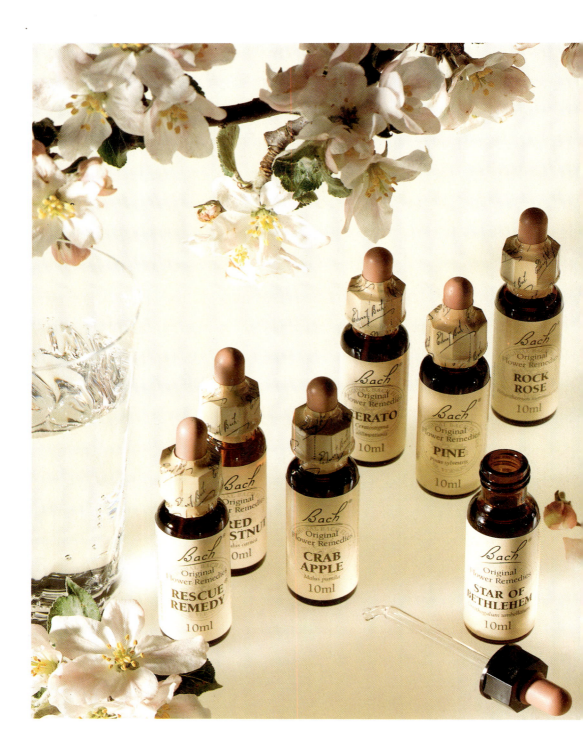

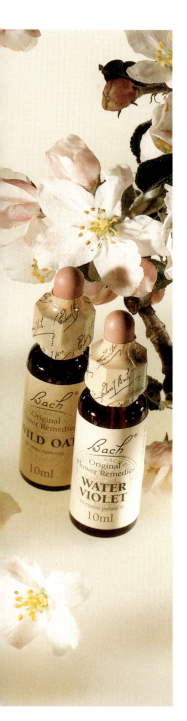

Curarsi da Soli con i Fiori di Bach

Dopo aver letto le descrizioni dei fiori, in questa sezione trovate, oltre alle indicazioni per comporre la vostra miscela personale, le risposte a tutte le domande che riguardano l'acquisto, la preparazione, la somministrazione e la conservazione delle essenze. Infine vi verranno presentati la miscela speciale di 'pronto soccorso', con le sue molteplici possibilità di utilizzo, e il 'Repertorio dei sintomi'.

Guida alla Scelta dei Fiori

A seconda della personalità e della situazione in cui ci si trova, occorrono di volta in volta fiori particolari o una miscela di più fiori.

Di regola, dovreste individuare i vostri fiori leggendo con tutta calma le descrizioni delle 38 essenze e scoprendo qual è il rimedio che fa per voi. Per facilitarvi questo compito, tuttavia, qui di seguito è illustrato un sistema per identificare in modo rapido e sicuro i fiori più adatti a voi e alla vostra situazione.

A questo scopo le essenze sono classificate secondo le seguenti possibili applicazioni:

Qual è la vostra situazione?

- situazioni di emergenza (*vedi* sotto);
- crisi psicologiche acute (*vedi* pag. 85);
- desiderio di evoluzione personale (*vedi* pag. 85);
- disturbi psichici o fisici che si protraggono nel tempo (*vedi* pag. 86).

Se, per esempio, a seguito di una separazione soffrite di una crisi psicologica acuta, il paragrafo che porta il titolo 'Guida per i disturbi psicologici' vi consente di scegliere i 'vostri' fiori. Esso descrive esaurientemente, passo per passo, come individuarli.

Guida per i casi di emergenza

Nei casi in cui avete bisogno di soccorso immediato, perché avete subìto un trauma psicologico o anche fisico, e perso in maniera sensibile il vostro equilibrio personale, fate uso delle gocce per i casi di emergenza.

Tutto ciò che occorre sapere per utilizzare in modo efficace questo particolare preparato si trova nel capitolo 'Il rimedio di pronto soccorso'.

Guida per i disturbi psicologici

Se avete scelto questo paragrafo significa che probabilmente non vi sentite sereni in questo momento e quindi non vi dovrebbe essere difficile descrivere ciò che provate. Perciò sottoporvi all'autoesame necessario per la scelta dei fiori non dovrebbe essere un problema.

Autoesame

Su un pezzo di carta scrivete la frase seguente: «In questo momento mi sento...»

Poi completate la frase con tutte le parole che vi sembrano adatte, per descrivere meglio che potete le vostre condizioni attuali.

Se è la prima volta che utilizzate un libro su questo argomento, vi sarà sicuramente utile un esempio.

Stendere un elenco dei sintomi

Esempio Se state vivendo una separazione, sul vostro foglio si potrebbe leggere: «In questo momento mi sento... esaurito; triste; disperato; stanco; svuotato; infelice; solo».

Come vi sentite in questo momento?

Elencare i sintomi di umore negativo serve come punto di partenza per scegliere le essenze floreali che vi possono servire in questa circostanza. Per questo occorre consultare il 'Repertorio' alla pagina 102. Per esempio, sotto la voce 'disperazione' troverete l'indicazione dei rimedi adatti per questo disturbo psichico (*vedi* anche il paragrafo 'Come consultare il Repertorio dei sintomi').

Guida per l'evoluzione della personalità

Se avete scelto questo paragrafo, forse appartenete a quel genere di persone che già conoscono bene se stesse, che sono consapevoli dei propri sentimenti e che sono in grado di descriverli. Per sviluppare la personalità si deve fare chiarezza sui tratti essenziali della propria esistenza. Un piccolo autoesame può esservi utile a riconoscere i sintomi di umore negativo che più spesso ricorrono in noi.

Autoesame

Come vi sentite spesso?

Su un pezzo di carta scrivete la frase seguente: «Spesso mi sento...»

Completate la frase con tutte le parole che volete per descrivere gli aspetti negativi dell'atteggiamento psicologico che spesso ricorre in voi.

Esempio «Spesso mi sento... aggressivo; impaziente; intollerante; rinunciatario; incompreso.»

L'elenco dei tratti del vostro carattere rispecchia una parte del vostro modo di essere e serve come punto di partenza per la scelta delle essenze floreali che vi potrebbero aiutare nella vostra evoluzione personale. A questo scopo potete consultare il 'Repertorio' a pagina 102, leggendo le voci che corrispondono alle vostre caratteristiche per trovare le essenze floreali adatte a voi (*vedi* anche il paragrafo 'Come consultare il Repertorio dei sintomi').

Guida per i disturbi che perdurano nel tempo

Se avete scelto questo paragrafo, significa che state male già da tempo, che avete sintomi fisici o disturbi psichici e che vi serve aiuto urgentemente.

Per trovare i rimedi floreali adatti a voi, prima dovete cercare di individuare con la massima chiarezza possibile quali sintomi di umore negativo presentate o quali sono i punti deboli della vostra personalità e quali caratteristiche dovreste coltivare. Spesso non è affatto facile; l'autoesame rende l'analisi più semplice.

Autoesame
Scrivete su un pezzo di carta le due frasi seguenti: «In questo momento mi sento...»; «Spesso mi sento...»

Completate le frasi con le parole che descrivono gli aspetti 'negativi' del vostro stato d'animo.

Esprimere i sentimenti con le parole

Cercate di essere il più possibile sinceri; maggiore è la precisione con cui riconoscete le vostre caratteristiche e i vostri sentimenti, più adatte a voi saranno le essenze floreali che avrete scelto.

Esempio «In questo momento mi sento... deluso; amareggiato; stanco; esaurito.»

«Spesso mi sento... impaziente; amareggiato; disperato; ansioso; invidioso.»

L'elenco descrive il vostro stato d'animo del momento e allo stesso tempo offre indicazioni sui tratti fondamentali del vostro carattere (perciò può accadere che la stessa voce compaia due volte).

Potete scegliere le essenze floreali che vi aiuteranno a star meglio consultando il 'Repertorio' alla pagina 102 (*vedi* sotto il paragrafo 'Come consultare il Repertorio dei sintomi').

Come consultare il 'Repertorio dei sintomi'

Il 'Repertorio' presenta l'elenco dei sintomi relativi all'umore ed ai tratti del carattere principalmente negativi, indicati in ordine alfabetico, senza alcuna pretesa di completezza. A ogni

Un catalogo di sintomi relativi all'umore

sintomo sono affiancati uno o più rimedi adatti a superare lo stato d'animo negativo che state vivendo.

Grazie al 'Repertorio' la ricerca dei fiori che fanno per voi è più rapida. Esso consente già una prima selezione: infatti dovrete leggere solamente la descrizione dei fiori che avete trovato nel 'Repertorio' stesso.

Indipendentemente da ciò, sarebbe comunque meglio che cercaste con calma di conoscere anche le descrizioni degli altri fiori e le istruzioni sulla cura.

Quando iniziate la terapia, per prima cosa dovete imparare bene a consultare il 'Repertorio', cominciando a leggerlo qua e là. Scoprirete che per alcuni sintomi è previsto un fiore solo, per altri ne sono indicati diversi. Significa che per eliminare un certo sintomo si può utilizzare solamente un'essenza, oppure che i rimedi adatti sono più di uno.

Per esempio

gelosia   Holly
diffidenza   Gentian, Holly, Willow

Alcuni sintomi comprendono già una sottoclassificazione, per cui la scelta risulta più ristretta.

Per esempio

permalosità, ci si offende facilmente
– perché gli altri non dimostrano gratitudine   Chicory
– perché ci si sente messi da parte   Chicory, Willow

Diversi fiori possono essere adatti

Quando vengono proposti diversi fiori è meglio leggere la loro descrizione nell'ordine secondo cui sono presentati nella sezione *I fiori di Bach dalla A alla Z*.

Di solito nell'elenco che risulta dopo l'autoesame i sintomi e/o i tratti negativi sono parecchi.

Prima di iniziare a cercare nel 'Repertorio' i sintomi di umore negativo che avete annotato, provate a vedere se per caso nell'elenco si trovano parole che descrivono il vostro corpo o il vostro aspetto fisico.

Per esempio «In questo momento mi sento... troppo grasso; brutto; insignificante...»

Queste affermazioni, per quanto negative, non sono tuttavia sintomi relativi all'umore, perciò non sono contenute nel 'Repertorio'. Esse però indicano che non siete soddisfatti di voi stessi. La voce 'insoddisfazione' è compresa nel 'Repertorio'.

Se qualcosa non c'è nel 'Repertorio'

Valutazione dell'elenco dei sintomi

Ora, con l'aiuto dell'elenco dei sintomi e del 'Repertorio', potete cercare i vostri fiori. Dopo ciascuna voce dell'elenco scrivete il nome del fiore corrispondente che avete trovato nel 'Repertorio'.

A volte capiterà che in quest'ultimo non sia compresa l'espressione da voi utilizzata. Allora cercate di sostituirla con un termine che abbia lo stesso significato e che sia presente nel 'Repertorio'.

Alla fine, tutti i fiori che avete scritto nell'elenco possono fare al caso vostro, in linea di principio. Le essenze floreali che ricorrono più di una volta probabilmente sono assai importanti per voi. Tuttavia, ricordate che questa è solo una prima selezione e che non deve assolutamente essere vincolante. Perciò leggete sempre bene nella sezione *I fiori di Bach dalla A alla Z* le descrizioni delle essenze che avete trovato, per capire quali siano i rimedi veramente adatti a voi.

Solo una prima selezione

Dovete cercare di restringere la scelta a sei o sette essenze; solo per le prime applicazioni è possibile arrivare fino a una dozzina di fiori.

Che cosa fare nell'incertezza?

Può succedere che non troviate nemmeno un fiore o che ne troviate troppi e rimaniate disorientati.

• Se non vi si adatta nemmeno una delle 38 essenze floreali descritte, e voi vi sentite bene in salute, al momento non occorre che assumiate nessun rimedio.

Fatevi aiutare

Se invece vi sentite infelici e avete bisogno di cure, però non trovate alcuna essenza adatta, probabilmente l'autodiagnosi non è sufficiente. Potete chiedere al partner o agli amici di aiutarvi a formulare la diagnosi, oppure esponete i vostri problemi a un terapeuta esperto.

• La letteratura degli inizi consigliava per i rimedi composti un numero di fiori che variava da tre a sei.

Tuttavia, l'esperienza insegna che oggigiorno, a causa dei disturbi che spesso compromettono seriamente l'equilibrio psichico, il primo rimedio può essere composto anche di sette essenze diverse.

Curare prima i sintomi acuti

• Se dunque ora dovete diminuire il numero delle essenze, prima concentratevi sui sintomi negativi acuti, che di solito sono meno di sei. Poi completate la scelta con due o tre essenze adatte a stati d'animo più 'cronici'.

• Le essenze per i sintomi acuti sono soprattutto: Elm, Gorse, Hornbeam, Olive, Rock Rose, Sweet Chestnut, White Chestnut.

Fiori complementari

Si è visto con la pratica che i sintomi di umore negativo spesso si manifestano contemporaneamente, per esempio:
- paura degli esami e senso di inferiorità;
- impazienza e intolleranza;
- disperazione e senso di colpa.

Sintomi che compaiono contemporaneamente

Questi sintomi possono convivere gli uni accanto agli altri oppure influenzarsi reciprocamente. In entrambi i casi è meglio preparare una miscela delle essenze corrispondenti, per fare in modo che gli effetti si compensino.

È consigliabile tenere conto delle essenze complementari particolarmente quando avete trovato solamente uno o due fiori adatti a voi. Se avete scelto parecchie essenze, probabilmente i 'fiori complementari' sono già comunque compresi nella miscela.

Le indicazioni relative ai fiori complementari si trovano nella descrizione di ciascun rimedio nella sezione *I fiori di Bach dalla A alla Z*. Si tratta di suggerimenti che non hanno alcuna pretesa di completezza. Dovete controllare quale dei fiori indicati è adatto alla vostra situazione. È sicuramente possibile che nessuno faccia al caso vostro. Se è così, fermatevi ai fiori che avevate scelto inizialmente.

Come Utilizzare Correttamente i Fiori di Bach

In questo capitolo trovate tutte le informazioni di cui avete bisogno per curarvi da soli con i rimedi di Bach. La suddivisione del testo in più paragrafi e la titolatura vi aiutano a individuare rapidamente i punti essenziali, come per esempio le informazioni relative al dosaggio.

Quando è utile la terapia?

Con l'aiuto dei fiori di Bach potete curare voi stessi, i vostri bambini, e anche animali o piante, in molte delle situazioni che possono capitare tutti i giorni.

Nei casi acuti

- Nei casi di emergenza e negli episodi di acuto disagio emotivo.

  Grazie alla loro semplicità e innocuità, i fiori di Bach si prestano in modo particolare all'autoterapia nei momenti di difficoltà psichica che possiamo avere nella vita di tutti i giorni: paura degli esami, traumi psicologici quali separazioni o la perdita di un congiunto, paura di volare, conseguenze di un incidente (*vedi* il capitolo 'Il rimedio di pronto soccorso').

Un sostegno in caso di malattia

- Nei disturbi fisici e psichici protratti.

  Anche in questo caso curarsi da sé di regola è possibile; tuttavia, per quanto riguarda i sintomi fisici, i rimedi vanno utilizzati solamente dopo aver consultato un terapeuta. I fiori di Bach possono essere utili per superare quegli stati d'animo negativi, quali scoraggiamento, disperazione, amarezza, che intervengono a seguito di disturbi cronici; rafforzano infatti il coraggio di vivere e l'ottimismo. È così che diventa possibile influire positivamente sul decorso della malattia.

  La terapia richiede una certa esperienza nel trattare i fiori di Bach, come pure una certa sensibilità e un buono spirito di osservazione.

Perciò è consigliabile, quando si inizia a curarsi da soli, consultare un terapeuta esperto in floriterapia.

- Per l'evoluzione personale.
Se desiderate abbandonare comportamenti controproducenti o difetti del vostro carattere, come intolleranza, orgoglio, invidia, aggressività o senso di inferiorità, per raggiungere la pace e la soddisfazione interiori, i fiori di Bach vi possono essere utili. Tuttavia presupposti indispensabili sono una buona dose di autoconsapevolezza e la capacità di ammettere le proprie debolezze.

Per modificare il comportamento

- Per bambini e lattanti.
I bambini reagiscono presto e bene quando vengono trattati con i fiori di Bach, per esempio se hanno difficoltà a scuola, sono gelosi dei fratelli, o in caso di nostalgie o paure. In tutte queste situazioni, potete intervenire tempestivamente anche con il rimedio di pronto soccorso (*vedi* pag. 99).

Se la cura dev'essere protratta, vi conviene consultare uno specialista.

Terapia efficace per i bambini

- I fiori di Bach hanno lo stesso effetto positivo, vale a dire curativo, ricostituente e calmante, degli altri rimedi vegetali anche su piante e animali ammalati o deboli.

Limiti dell'autoterapia
Nel caso di disordini psichici gravi come nevrosi, psicosi, depressioni endogene, problemi e conflitti psicologici profondi, non ci si può curare da sé e occorre affidarsi alle cure di un terapeuta esperto. Lo stesso vale per le malattie fisiche gravi, per le quali è possibile impiegare i fiori di Bach eventualmente a sostegno della terapia consigliata dal medico.

*L'ammissione
dei propri difetti*

Un altro limite dell'autoterapia, di genere del tutto diverso, spesso è la nostra difficoltà a riconoscere e accettare i nostri errori e difetti. Così, ci sentiamo, per esempio, infelici e incompresi, però non sappiamo capire che questi stati d'animo sono sostenuti dal nostro stesso comportamento.

Il corso della terapia

Le reazioni, quando si assume per la prima volta un rimedio di Bach, variano da individuo a individuo.

• Talvolta si può osservare un aumento del bisogno di riposare o di dormire; si innesta anche un'attività onirica più intensa, segno che qualcosa si sta muovendo nella sfera psichica.

*Il miglioramento
è spesso immediato*

Può darsi però che già dall'inizio, o nelle prime settimane, ci sia un miglioramento dell'umore, un aumento della carica di energia, una stabilizzazione delle condizioni psicologiche e l'assunzione di un atteggiamento più soddisfatto.
• In alcuni rari casi può esserci un peggioramento a breve termine delle condizioni psicologiche o dei sintomi fisici. Mettete da parte le essenze e attendete finché questa 'sana reazione' non scompare. Ciò può avvenire nell'arco di poche ore, o di giorni. Dopo potete riprendere a curarvi, magari diminuendo il numero delle gocce.

Durata della cura

Negli stati acuti le vostre condizioni potranno migliorare in modo relativamente rapido, dopo qualche ora o qualche giorno.

Potrete smettere di prendere le essenze quando avrete la sensazione di essere tornati a posto, dal punto di vista psicologico, e di non avere più bisogno dei fiori.

- Dovete assumere la vostra miscela per tre o quattro settimane; ciò corrisponde approssimativamente al contenuto di un flaconcino da 30 ml. Dopo questo periodo potete riprendere la cura, se avete l'impressione che vi abbia giovato e che ne avete ancora bisogno. Oppure potete preparare una nuova miscela, adatta alle vostre condizioni attuali. A volte occorrono mesi prima di ritrovare il proprio equilibrio.

Nei casi acuti

- Se utilizzate le essenze per la vostra evoluzione personale o per disturbi di cui soffrite da lungo tempo, dovete avere più pazienza ed essere intimamente disposti a collaborare in modo attivo al processo di guarigione. A seconda della gravità del vostro caso, dell'età e del tipo di persona, occorrerà un anno o forse più perché il miglioramento rimanga veramente stabile. Ciò non vuol dire però che dobbiate aspettare così a lungo per poter vedere gli effetti della cura. Sin dalla prima fase di somministrazione, cioè entro le prime tre o quattro settimane, vi sentirete già meglio.

Per l'evoluzione personale

Ci sono effetti collaterali?

Finora non sono stati riscontrati effetti collaterali relativi all'uso delle essenze di Bach né sul piano fisico né su quello psicologico.

Interazione con altri farmaci

Non insorge alcuna incompatibilità con preparazioni vegetali, omeopatiche o altri farmaci. Fanno eccezione i rimedi omeopatici più potenti di Hahnemann; generalmente essi non vengono somministrati contemporaneamente ai fiori di Bach. In questo caso consultate il vostro terapeuta.

I pazienti che fanno uso di psicofarmaci talvolta riescono, grazie ai fiori di Bach, a ridurre con cautela e gradual-

Per pazienti che fanno uso di psicofarmaci

mente il dosaggio di tali farmaci, sotto la guida del medico. Dopo un uso prolungato di psicofarmaci, tuttavia, i fiori di Bach dimostrano generalmente di non avere più alcun effetto.

Dove trovare le essenze di Bach?

In farmacia

Potete trovare le essenze floreali di Bach nelle farmacie omeopatiche e in alcune erboristerie. Vengono vendute in flaconi singoli o in set di 38 essenze. È consuetudine indicare sulle etichette il nome inglese dei fiori.

Per informazioni più precise su dove reperire i rimedi consultate l''Appendice bibliografica e documentaria'.

All'inizio potrebbe risultarvi più comodo farvi preparare la vostra miscela indicando i componenti al farmacista.

Preparazione della miscela

Se non desiderate far preparare la miscela in farmacia, e volete confezionare da soli il flaconcino con la soluzione pronta per l'uso, vi dovete procurare:
- le essenze concentrate dei fiori che avete scelto;
- un flaconcino da 20 o 30 ml con contagocce, per la soluzione pronta per l'uso;
- acqua possibilmente fresca e non gasata; non vanno bene l'acqua distillata e quella demineralizzata;

Alcol o aceto per la conservazione

- alcol al 45% per conservare la miscela, oppure distillati altamente alcolici come cognac, distillati di frutta, brandy; va bene l'aceto di frutta per i bambini e per le persone che non tollerano l'alcol.

Diluizione e conservazione

Per poter essere consumate regolarmente, le essenze pure

vengono diluite nel flaconcino pronto per l'uso; per la precisione: 1 goccia di essenza pura per 10 ml di soluzione. Ciò significa che se state preparando la miscela per un flaconcino da 20 ml dovete aggiungere 2 gocce di liquido concentrato di ciascuna essenza; per un flaconcino da 30 ml occorrono 3 gocce. Poi riempite il flaconcino con tre quarti d'acqua e un quarto di sostanza conservante.

Il flaconcino pronto per l'uso

Miscelazione

Potete mescolare a piacere fra loro tutte le essenze di Bach. Se, per esempio, avete scelto cinque fiori e volete preparare un flaconcino da 30 ml, mettete nel recipiente 3 gocce di ciascuna essenza, cioè 15 gocce di essenze concentrate. Poi riempite il flaconcino con tre quarti d'acqua e un quarto di sostanza conservante.

Conservazione e durata

Le essenze allo stato puro si conservano in pratica illimitatamente, ma devono essere tenute a temperatura ambiente e al riparo dalla luce.

La vostra miscela personale ovvero la preparazione diluita pronta per l'uso si mantiene tre o quattro settimane al massimo.

Se l'aspetto o il gusto della miscela dovessero modificarsi, la soluzione deve essere buttata.

Prescrizioni per l'uso

- Il dosaggio normale della miscela personale è di 4 gocce 4 volte al giorno, da versare direttamente sulla lingua con il contagocce o da prendere su un cucchiaio di plastica. Per i casi acuti potete prendere 4 gocce ogni ora, fino a sentirvi meglio, eventualmente anche per due o tre giorni.

Il dosaggio standard

Considerate queste prescrizioni come indicative. Per l'autoterapia è determinante la vostra sensibilità, che vi consentirà di decidere il dosaggio e la frequenza della somministrazione. Visto il principio attivo innocuo dei fiori, inconvenienti da sovradosaggio sono da escludere e non sono stati mai nemmeno osservati.

• È meglio prendere le gocce al mattino, a mezzogiorno, al pomeriggio e alla sera. Affinché l'effetto del rimedio si sviluppi concretamente, trattenetele un momento in bocca. È sconsigliata l'assunzione immediatamente prima o dopo i pasti.

Nessun effetto: che fare?

Fare il punto della situazione

Se dopo aver preso la vostra miscela per circa quattro-sei settimane non sentite alcun miglioramento, le cause possono essere, fra le altre, le seguenti.

• La miscela non è adatta a voi. Rivedete ancora una volta la lista dei vostri sintomi e confrontatela con il 'Repertorio' e la descrizione dei fiori, per trovare le essenze floreali che fanno al caso vostro.
• Le vostre aspettative sono esagerate e perciò non notate nemmeno i piccoli cambiamenti.
• Nel subconscio non siete disposti a cambiare il vostro schema di comportamento.
• La vostra capacità di reazione è bloccata dall'assunzione di psicofarmaci.

Rivolgetevi a uno specialista

In questi casi dovete domandare a un terapeuta esperto come proseguire le cure; non scartate subito la floriterapia di Bach come inefficace.

Il Rimedio di Pronto Soccorso

Il rimedio di pronto soccorso (Rescue Remedy) è una combinazione di cinque essenze, ed è stato preparato per la prima volta da Bach stesso. La miscela contiene i seguenti fiori: Star of Bethlehem, Rock Rose, Impatiens, Cherry Plum, Clematis. Si trova anch'esso in vendita nelle farmacie omeopatiche.

Una miscela di cinque fiori pronta per l'uso

Quando usare il rimedio di pronto soccorso?

Potete usare Rescue nelle situazioni che per voi rappresentano una difficoltà particolare, ovvero nelle 'emergenze'. Per esempio: quando dovete andare dal dentista; quando dovete affrontare un esame, il timore di apparire in pubblico o la paura di volare; dopo una cattiva notizia, la perdita di una persona cara o una separazione.

In caso di difficoltà eccezionali

- Rescue Remedy, concepito per gli stati acuti, salvo casi eccezionali deve essere preso per non più di due o tre giorni. Se lo stato di disagio perdura, è consigliabile preparare una 'miscela di emergenza' personalizzata, combinando essenze mirate ai sintomi effettivi dello stato d'animo che state vivendo.

- Anche in caso di piccole ferite, leggere ustioni, operazioni, conseguenze fisiche di incidenti come slogature e contusioni, queste gocce rappresentano un rimedio di 'pronto intervento'.

Un aiuto dopo incidenti e piccole ferite

- Rescue Remedy può essere utilizzato ugualmente bene con adulti, bambini e neonati.

Attenzione Il rimedio di pronto soccorso non può sostituire le cure mediche quando necessarie.

Applicazione

Rescue Remedy è adatto all'uso sia esterno sia interno.

Uso interno

Versare le gocce in un bicchiere d'acqua

- Nei casi acuti, diluite 4 gocce di essenza in un piccolo bicchiere (2 dl) d'acqua non gassata, o con succo di frutta o tè. Bevete la soluzione entro circa 15 minuti, a piccoli sorsi. Se non sentite alcun miglioramento, potete prendere ancora uno o, eventualmente, due bicchieri del rimedio diluito.

Assumerle allo stato puro

- In caso di necessità, si possono assumere le gocce anche pure, versandole direttamente sulla lingua o leccandole dal dorso della mano. In questo modo sono sufficienti 2 gocce.
- Il rimedio di pronto soccorso è ideale per gli svenimenti. Si fanno cadere 2 o 3 gocce sulle labbra o sulle gengive del soggetto svenuto.
- Per bambini e neonati, preparate una soluzione di 4 gocce di rimedio allo stato puro e acqua non gassata in un flaconcino da 20 ml dotato di contagocce. Fate cadere 4 gocce di soluzione sulle labbra o sulla lingua del bambino, ripetendo la somministrazione a brevi intervalli.

Uso esterno

In caso di contratture, leggere ustioni, piccole ferite e anche per i problemi della pelle.
- Diluite 6 gocce di rimedio puro in mezzo litro d'acqua, che utilizzerete per impacchi, bendaggi o compresse.

La pomata di fiori di Bach

L'Edward Bach Center di Sotwell (Inghilterra), utilizzando procedimenti biologici, produce una pomata che contiene il Rescue Remedy e l'essenza Crab Apple. Potete trovarla in qualche farmacia specializzata, chiedendo della pomata di Bach o della Rescue Cream.

La pomata innesca immediatamente il processo di guarigione, per esempio in caso di piccole ferite da taglio, leggere ustioni, scottature solari, contusioni.

Per ogni genere di piccole lesioni

Repertorio dei Sintomi

SINTOMI	DESCRIZIONE	FIORI
Abbattimento	*vedi* malinconia, tristezza	
accettazione (mancanza di)	– incapacità di accettare se stessi – incapacità di accettare gli altri – incapacità di accettare il proprio destino	**Larch** **Beech** **Vine, Willow**
adattabilità (eccessiva)	– per timore dei conflitti – perché non si sa dire di no	**Agrimony** **Centaury**
affaticamento (eccessivo)	– si pretende troppo da se stessi – ci si sente affaticati (*vedi* esaurimento)	**Oak, Rock Water, Vervain**
affermazione (incapacità di)	difficoltà ad affermare se stessi – perché non si ha fiducia nelle proprie idee – per evitare i conflitti – perché si è totalmente scoraggiati – perché si ha paura di ferire gli altri – perché non si è capaci di rifiutare nulla	**Cerato** **Agrimony** **Larch** **Centaury** **Centaury**
affettazione	ci si comporta in modo poco naturale	**Agrimony**
aggressività		**Holly**
agitazione		**Impatiens, Scleranthus**
amarezza		**Holly, Willow**
ambizione	– si è troppo ambiziosi – si è troppo poco ambiziosi	**Rock Water, Vervain, Vine** **Clematis, Wild Rose**
amore del potere		**Chicory, Vine**

SINTOMI	DESCRIZIONE	FIORI
ansia		Aspen, Cerato, Mimulus
apatia	*vedi* indifferenza	
apertura (mancanza di)	si è poco aperti verso gli altri	Agrimony, Water Violet
apprendimento (difficoltà di)		Chestnut Bud
approvazione (bisogno di)		Cerato
armonia (bisogno di)	– non si vorrebbe mai far soffrire gli altri – ci sente male fisicamente in caso di conflitti	Centaury Agrimony
arrendevolezza		Agrimony, Centaury, Larch
arroganza	– apparente, perché si è riservati – si considerano gli altri come incapaci	Water Violet Beech, Rock Water, Vine
arrossire	arrossire facilmente	Mimulus, Larch
ascoltare (incapacità di)		Heather
astio	si diventa facilmente astiosi	Holly, Willow
attenzioni (bisogno di)		Chicory, Heather

SINTOMI	DESCRIZIONE	FIORI
attrazione	– ci si sente poco attraenti – si trovano gli altri poco attraenti	**Crab Apple, Larch Beech**
autocompassione		**Chicory**
avvilimento	*vedi* malinconia	
blocchi	ci si sente bloccati	**Star of Bethlehem**
bontà (eccessiva)	si è troppo buoni, ci si lascia sfruttare	**Centaury**
calma (mancanza di)		**Beech, Impatiens, Mimulus, Rock Water, Vervain**
caparbietà		**Holly**
castelli in aria	si costruiscono volentieri castelli in aria	**Clematis**
chiusura	*vedi* apertura	
collera	ci si arrabbia facilmente	**Holly**
colpa (senso di)		**Pine**
colpevolizzare	si colpevolizzano spesso gli altri	**Willow**
compagnia (bisogno di)	*vedi* solitudine	
concentrazione (mancanza di)	– disattenzione – perché si corre col pensiero – perché si rimugina sul passato	**Chestnut Bud Clematis Honeysuckle**

SINTOMI	DESCRIZIONE	FIORI
	– perché i pensieri ruotano sempre intorno allo stesso argomento	**White Chestnut**
	– perché il pensiero salta da un argomento all'altro	**Scleranthus**
	– perché si è sempre in cerca di distrazioni	**Agrimony**
conflitti	timore dei conflitti	**Agrimony, Centaury**
contaminazione	ci si sente contaminati	**Crab Apple**
contatto (difficoltà di)		**Water Violet**
controllo (mancanza di)		**Holly**
convincere	– ci si lascia convincere facilmente – si cerca di convincere gli altri	**Centaury, Cerato, Larch, Scleranthus Vervain, Vine**
crisi di nervi	ci si sente sulla soglia di una crisi di nervi	**Cherry Plum, Oak, Vervain**
critiche	non si sopportano le critiche	**Chicory, Larch, Pine**
crudeltà	verso persone e animali	**Holly, Vine**
debolezza	*vedi* esaurimento	
decisione (mancanza di)	non ci si decide facilmente – ma non si chiede consiglio – e si chiede consiglio – perché dalla decisione potrebbe derivare una separazione emotiva	**Scleranthus** **Cerato** **Walnut**

SINTOMI	DESCRIZIONE	FIORI
delusione	– quando non si riceve la gratitudine che ci si aspetta	**Chicory**
	– quando ci si aspettava di più dalla vita	**Willow**
demoralizzazione	ci si demoralizza facilmente	
	– quando nascono difficoltà	**Elm, Gentian, Willow**
	– di fronte alle novità	**Larch**
depressione	– di fronte a difficoltà e insuccessi	**Gentian**
	– senza apparente ragione	**Mustard, Wild Rose**
	– perché le proprie aspettative non vengono soddisfatte	**Pine**
	– perché la vita sembra senza senso	**Wild Oat**
	– perché tutto sembra senza speranza *vedi* disperazione	
	– perché non si riesce a prendere una decisione	**Scleranthus**
	– con amarezza	**Willow**
	– perché ci si sente sempre sopraffatti	**Larch**
	– perché non si riesce a separarsi da ricordi negativi o tristi	**Honeysuckle, Star of Bethlehem**
difficoltà	– si incontrano sempre le stesse difficoltà	**Chestnut Bud**
	– ci si scoraggia facilmente davanti alle difficoltà	**Gentian**
	– non si rinuncia davanti alle difficoltà	**Oak**
diffidenza		**Gentian, Holly, Willow**
diplomazia (mancanza di)	si è poco o niente affatto diplomatici	
	– perché si è impazienti	**Impatiens**
	– perché si è troppo diretti	**Rock Water, Vine**

SINTOMI	DESCRIZIONE	FIORI
disattenzione	*vedi* concentrazione (mancanza di)	
disgusto	per la sporcizia e il sudore	**Crab Apple**
disperazione	ci sente senza speranza	**Agrimony, Gorse, Oak Pine, Sweet Chestnut, Wild Rose**
disponibilità (eccessiva)	– non si riesce a respingere alcuna richiesta – ci si sente responsabili per gli altri – si vuole però la riconoscenza degli altri	**Centaury** **Oak** **Chicory**
distrazioni	bisogno eccessivo di distrarsi	**Agrimony**
dominare	si pretende di avere sempre ragione	**Vine**
dubbio	ci si sente sempre in dubbio	**Cerato, Larch, Scleranthus**
dubitare	– di se stessi – delle proprie opinioni – del futuro – di riuscire a compiere il lavoro di ogni giorno – di poter far fronte alle responsabilità che si sono assunte – delle capacità degli altri	**Larch, Pine** **Cerato** **Gentian** **Hornbeam** **Elm** **Beech, Impatiens, Vine**
eccitabilità	si è facilmente eccitabili	**Beech, Holly, Impatiens**
egoismo		**Chicory, Heather, Willow**

SINTOMI	DESCRIZIONE	FIORI
energia (mancanza di)	sensazione di debolezza e scarsa energia vitale	**Hornbeam, Larch, Mustard, Olive, Wild Rose**
equilibrio (mancanza di)		**Scleranthus**
esaurimento	– per una lunga malattia o stress – per le fatiche quotidiane – perché non si è sufficientemente rilassati – per sovraffaticamento – perché tutto deve esser sempre perfetto – perché si ha un compito particolare da svolgere	**Olive** **Hornbeam** **Vervain** **Centaury, Oak, Vervain** **Rock Water, Pine** **Elm**
fallimento	– paura di fallire – ci si sente falliti	**Elm, Hornbeam, Larch, Oak** **Pine**
fanatismo		**Rock Water, Vervain**
ferita	ci si sente feriti	**Chicory**
fiducia (mancanza di)	*vedi* dubitare	
fiducia in se stessi (mancanza di)	*vedi* inferiorità (senso di)	
fine	ci si sente finiti *vedi* esaurimento, disperazione	
forze (mancanza di)	*vedi* esaurimento	

Repertorio dei sintomi

SINTOMI	DESCRIZIONE	FIORI
frustrazione	facilità alla frustrazione	**Holly, Impatiens, Wild Oat, Willow**
gelosia		**Holly**
gioia di vivere (mancanza di)		**Mustard, Pine, Rock Water, Wild Rose**
idee fisse	*vedi* rigidità	
impazienza	– quando le cose non procedono abbastanza velocemente – quando gli altri non ci vengono incontro – quando gli altri non si lasciano convincere	**Impatiens** **Vine, Chicory** **Vervain**
impotenza	– non si sa che cosa fare – si ha paura di sbagliare *vedi* anche affermazione (incapacità di)	**Cerato, Scleranthus, Wild Oat** **Larch**
impulsività	carattere eccessivamente impulsivo	**Impatiens, Vervain**
inaffidabilità		**Scleranthus**
inavvicinabilità	si appare agli altri inavvicinabili	**Water Violet**
incapacità	non ci si sente all'altezza	**Larch, Pine**
incoerenza		**Chestnut Bud, Scleranthus**
incomprensione	ci si sente incompresi	**Chicory, Heater, Willow**

SINTOMI	DESCRIZIONE	FIORI
incostanza		Scleranthus
incubi		Aspen, Rock Rose
indecisione		Cerato, Gentian, Larch, Scleranthus, Wild Oat
indeterminazione		Wild Oat
indifferenza	verso persone e situazioni – perché si è intimamente rassegnati – perché ci si sente senza speranza – perché si è depressi *vedi* depressione – perché si è esauriti – perché si pensa al futuro – perché si pensa al passato – perché si è amareggiati – perché si pensa solo a se stessi	 Wild Rose Gorse Olive Clematis Honeysuckle Willow Heather
indolenza	ci si sente spiritualmente indolenti	Hornbeam
indugio		Cerato, Gentian
infelicità	*vedi* depressione, tristezza	
inferiorità (senso di)		Elm, Larch, Pine
inflessibilità	*vedi* rigidità	
influenzabilità	– perché non si sa dire di no – perché ci si vuole liberare delle proprie emozioni – perché non si è certi delle proprie opinioni	Centaury Walnut Cerato, Scleranthus

SINTOMI	DESCRIZIONE	FIORI
	– perché non si è certi delle proprie prestazioni	**Larch**
	– si è lieti di qualsiasi cambiamento	**Agrimony**
influenzare	si tende a influenzare gli altri	**Chicory, Vervain**
ingiustizia (senso di)	– quando ci si sente trattati ingiustamente – quando si è ingiusti con gli altri	**Willow** **Beech, Holly, Vine**
ingratitudine	si considerano gli altri ingrati	**Chicory**
inibizione	nel rapporto con gli altri	**Larch, Mimulus, Water Violet**
inquietudine		**Agrimony, Impatiens, Scleranthus, Vervain**
insicurezza	– si teme di non fare la scelta giusta	**Cerato, Scleranthus, Walnut**
	– si teme di non farcela sul lavoro – non si è convinti del proprio stile di vita – si teme di non fare bene	**Elm, Hornbeam** **Wild Oat** **Larch, Pine**
insoddisfazione	– ci si sente insoddisfatti di sé	**Larch, Oak, Pine, Rock Water, Wild Oat**
	– ci si sente insoddisfatti degli altri	**Beech, Chicory, Willow**
insofferenza	– verso se stessi – verso gli altri	**Larch** **Beech**
instabilità		**Scleranthus, Wild Oat**
interesse (mancanza di)	*vedi* indifferenza	

SINTOMI	DESCRIZIONE	FIORI
intolleranza	nei confronti degli altri	**Beech, Impatiens, Vervain, Vine**
inutilità (senso di)	ci si sente inutili	**Larch, Pine**
invadenza		**Heather**
invidia		**Holly, Willow**
ipercriticismo	– verso gli altri – verso se stessi	**Beech, Chicory, Vine** **Larch, Pine, Rock Water**
ipereattività	*vedi* suscettibilità	**Rock Water**
ipersensibilità	si sente anche 'crescere l'erba'	**Aspen**
irascibilità	propensione all'ira	**Holly, Impatiens**
irresolutezza	*vedi* indecisione	
irritabilità	facilità a irritarsi – perché gli altri sono di opinione diversa – perché tutto procede troppo lentamente – per la stupidità degli altri	 **Vine, Vervain** **Impatiens** **Beech**
isolamento	ci si sente facilmente isolati	**Heather, Impatiens, Water Violet**
labilità	si appare o si è labili	**Scleranthus**

SINTOMI	DESCRIZIONE	FIORI
lacerazione	ci si sente intimamente lacerati	Centaury, Cherry Plum, Scleranthus
lavorio mentale	non si riesce a 'staccare con la testa'	White Chestnut
lavoro	– incapacità di trascurare il lavoro – difficoltà a iniziare la giornata	Rock Water Crab Apple, Hornbeam
leggerezza		Chestnut Bud
malignità		Holly
malinconia		Gentian, Honeysuckle
manipolare	*vedi* influenzare	
memoria debole		Clematis, Chestnut Bud
meschinità	ci si sente meschini	Clematis, Hornbeam, Mustard, Olive, Willow
minimizzare	– i propri problemi davanti agli altri – le proprie prestazioni	Agrimony Larch
minuzie	suscettibilità per le piccole cose	Crab Apple, Beech
negatività	– verso se stessi – verso gli altri – in generale – momentanea	Larch Beech, Willow Gentian Holly

SINTOMI	DESCRIZIONE	FIORI
nervosismo		Agrimony, Impatiens, Mimulus, Oak, Vervain
non fidarsi di se stessi	*vedi* inferiorità (senso di)	
nostalgia		Honeysuckle
odio		Holly
oppressione	– ci si sente oppressi – si opprimono gli altri	Centaury, Larch, Walnut Chicory, Vine
orgoglio	– si tende a essere orgogliosi – non si vuole l'aiuto degli altri	Beech, Vine Water Violet
orrore	per la sporcizia, il sudore	Crab Apple
ostinazione		Chicory, Rock Water, Vine, Vervain
panico	tendenza a farsi prendere dal panico	Aspen, Rock Rose
parlare	– sempre dei propri problemi – troppo rapidamente – per superare il nervosismo	Heather Impatiens, Vervain Mimulus
partecipazione (mancanza di)	*vedi* apatia	
paura	– di cose o situazioni concrete – di ferire gli altri – di fare male agli altri o a se stessi – del rifiuto	Mimulus Centaury Cherry Plum Centaury, Larch

SINTOMI	DESCRIZIONE	FIORI
	– del contagio – del ridicolo – della confusione – di fallire – di perdere la testa – di perdere il controllo di sé – dell'insuccesso – paura immotivata – di tutto – di impazzire – panico, angoscia di fronte alla morte – in situazioni pericolose – per gli altri – dei conflitti	Crab Apple Larch Mimulus Larch, Mimulus Aspen Cherry Plum Larch Aspen Mimulus Cherry Plum Rock Rose Rock Rose Red Chestnut Agrimony
pazzia	paura di impazzire	Cherry Plum
pedanteria	tutto deve essere perfetto, al cento per cento	Beech, Crab Apple, Rock Water, Vervain
pensieri	– che si inseguono in un circolo vizioso – inerzia, 'pigrizia mentale' – pensieri incostanti – pensieri negativi sugli altri – pensieri negativi su se stessi – pensieri negativi sul futuro – pensieri tormentosi, quando si è soli – sogni a occhi aperti – pensieri fissi sul passato	White Chestnut Hornbeam Scleranthus Beech, Holly Larch Gentian, Willow Agrimony Clematis Honeysuckle
perdersi	ci si sente perduti	Gorse, Sweet Chestnut
perdita	– non si riesce a superarla – è causa di disturbi	Honeysuckle Star of Bethlehem

SINTOMI	DESCRIZIONE	FIORI
permalosità	ci si offende facilmente – perché gli altri non dimostrano gratitudine – perché ci si sente messi da parte	Chicory Chicory, Willow
pessimismo	ci si aspetta sempre qualcosa di negativo	Gentian
pianto facile		Chicory, Eather
pietà (mancanza di)		Vine
pignoleria	nel modo di pensare e di agire	Cerato, Chicory, Crab Apple
possessività		Chicory
preoccupazione	– per il bene degli altri – soprattutto per il bene proprio – per inezie – non ci si preoccupa *vedi* leggerezza – ci si preoccupa per i propri cari – ci si sente oppressi dalle preoccupazioni	Chicory, Red Chestnut Heather, Rock Water Crab Apple Red Chestnut Agrimony
prepotenza	tendenza a sottomettere gli altri	Vine
presentimenti	di disgrazie imminenti	Aspen
pressione	ci si sente sotto pressione *vedi* anche esaurimento	Elm, Hornbeam, Larch, Oak, Olive
presunzione		Chicory, Heather, Vine

SINTOMI	DESCRIZIONE	FIORI
rancore		Honeysuckle, Willow
rassegnazione	essere completamente rassegnati *vedi* anche rinuncia	Gorse, Wild Rose
resistenza (capacità di)	– scarsa capacità di resistenza – non riuscire a smettere	Gentian, Scleranthus, Wild Oat Oak, Rock Water, Vervain
responsabilità	ci si sente responsabili di tutto	Oak
riconoscimento (bisogno di)		Larch
rifiuto	– incapacità di rifiutare – rifiutare se stessi – rifiutare tutto ciò che è estraneo – paura del rifiuto *vedi* paura	Centaury Crab Apple, Larch Beech
rigidità	di vedute e di comportamento	Beech, Oak, Rock Water, Vervain, Vine
rilassamento (difficoltà di)		Vervain, Rock Water, Impatiens
rimozione	si tende a rimuovere	Chestnut Bud
rimproveri	– si è sempre pronti a rimproverare gli altri – verso se stessi	Beech, Chicory, Impatiens, Willow Pine, Rock Water
rimuginare	abitudine a rimuginare	Honeysuckle

SINTOMI	DESCRIZIONE	FIORI
rinuncia	– difficoltà a rinunciare – tendenza a rinunciare facilmente – tendenza a consegnarsi agli altri	**Oak** **Gentian, Larch,** **Wild Oat** **Wild Rose**
riposo insoddisfacente	*vedi* sonno (disturbi del), stanchezza	
riservatezza		**Mimulus,** **Water Violet, Larch**
sacrificio	ci si sacrifica troppo per gli altri	**Centaury, Chicory**
sbadataggine	*vedi* anche concentrazione (mancanza di), smemoratezza	**Clematis,** **Honeysuckle,** **White Chestnut**
scetticismo		**Gentian**
sconforto		**Elm, Larch, Pine,** **Sweet Chestnut**
scontentezza	– degli altri – di se stessi	**Willow, Chicory** **Oak, Pine,** **Rock Water**
scoraggiamento	*vedi* demoralizzazione	
scrupolosità	essere troppo scrupolosi	**Crab Apple, Pine,** **Rock Water**
sensibilità	*vedi* suscettibilità	
senso pratico (mancanza di)	essere maldestri	**Clematis**

SINTOMI	DESCRIZIONE	FIORI
separarsi	non si riesce a separarsi – dai ricordi – da un determinato pensiero – dai propri cari – dai propri sentimenti	Honeysuckle White Chestnut Chicory Cherry Plum
serietà (eccessiva)	si prende tutto troppo sul serio	Gentian, Larch, Rock Water
sete di potere		Chicory, Vine
severità	– verso se stessi – verso gli altri	Rock Water, Beech Chicory, Vine
sfiducia	ci si scoraggia facilmente	Gentian, Larch, Wild Oat
sfortuna	ci si sente perseguitati dalla sfortuna	Willow
sfruttamento	– ci si lascia facilmente sfruttare – ci si sente sfruttati	Centaury Chicory
shock	e sue conseguenze	Star of Bethlehem
sicurezza di sé (eccessiva)		Rock Water, Vine
smemoratezza		Chestnud Bud
slancio (mancanza di)	*vedi* energia (mancanza di)	
solitudine	si vuole stare soli non si vuole stare soli	Agrimony, Chicory, Heather Clematis, Impatiens, Water Violet

SINTOMI	DESCRIZIONE	FIORI
sonno (disturbi del)		Agrimony, Pine, Scleranthus, White Chestnut
sopportare	non si è più in grado di sopportare – perché si è totalmente esauriti – perché si è disperati – perché si è depressi *vedi* depressione	Olive, Hornbeam Sweet Chestnut
spavento	ci si spaventa facilmente	Rock Rose
spirito vendicativo		Holly
sporcizia	ci si sente sporchi, dentro e fuori	Crab Apple
spossatezza	– perché si è troppo buoni e disponibili – perché non ci si ferma nemmeno quando mancano le forze – perché ci si impegna troppo – perché ci si pone obiettivi troppo alti	Centaury Oak Vervain Pine, Rock Water
stanchezza	ci si sente spesso stanchi	Clematis, Hornbeam, Oak, Olive, Mustard, Pine, Vervain, Wild Rose
stress	ci si sottopone a situazioni stressanti	Vervain
suicidio (pensieri di)		Cherry Plum
superstizione		Aspen

SINTOMI	DESCRIZIONE	FIORI
suscettibilità	– alle critiche – ai rumori e al chiasso – alle influenze esterne – alla conflittualità – alle minuzie	Centaury, Larch Aspen, Mimulus Agrimony, Centaury, Holly, Walnut Agrimony, Mimulus Crab Apple
svantaggio	ci si sente sempre svantaggiati	Willow, Chicory
svogliatezza	*vedi* energia (mancanza di)	
tensione	sentirsi tesi	Impatiens, Rock Water, Vervain, Vine
timidezza		Larch, Mimulus
tirannia	tendenza a soggiogare gli altri	Chicory, Vine
titubanza	*vedi* indecisione	
trascurare	ci si sente trascurati	Chicory, Willow
tristezza	*vedi* depressione	
uscire di senno	paura di uscire di senno	Cherry Plum
volontà (mancanza di)		Centaury, Gentian, Larch
volubilità		Holly, Scleranthus

Appendice Bibliografica e Documentaria

Letture consigliate

E. Bach *Guarire con i fiori*, Ipsa Editore, Palermo
E. Bach *Libera te stesso*, Macro, Sarsina
S. di Massa *Curarsi con i fiori di Bach*, red edizioni, Como
Mappa dei fiori di Bach, red edizioni, Como
M. Scheffer *Terapia con i fiori di Bach*, Ipsa Editore, Palermo
M.L. Pastorino *Introduzione ai rimedi floreali di Bach*, Ipsa Editore, Palermo
L.A. Morasso, A.R. Gotta *Curarsi con i fiori*, Cortina, Milano
P. Chancellor *Fiori di Bach*, Armenia Editore, Milano
S. di Massa *Curarsi con la floriterapia*, red edizioni, Como.

Indirizzi utili

Per avere i nominativi di medici e psicologi che utilizzano professionalmente i fiori di Bach o informazioni sulle farmacie specializzate, fornite di tali rimedi, potete rivolgervi a uno degli indirizzi elencati qui sotto o direttamente alle ditte distributrici.

Riza Psicosomatica
via Quadronno 2, 20122 Milano
tel. 02-5453112, oppure 02-58301022

Istituto Europeo Scienze Naturali per l'uomo
via Stazione 64, 12100 Cuneo

Lampis Research Institute
via Manzoni 16, 25100 Brescia
tel. 030-3774916

Erboristeria 'La Betulla'
vicolo della Torretta 58, 00186 Roma
tel. 06-6871296

Centro di orientamento dell'Associazione medica italiana di omotossicologia (AIOT)
tel. 02-9385406

I terapeuti non medici che utilizzano la floriterapia sono riuniti nella
Associazione italiana floriterapeuti (FAI)
via P. da Volpedo 42, 20149 Milano
tel. 02-4691659

Le ditte distributrici dei rimedi di Bach in Italia sono

Guna srl
via Palmanova 71, 20132 Milano
tel. 02-280181

Homeocur, distribuita da Iride snc
via Matteotti 2, 46049 Volta Mantovana (Mantova)
tel. 0376-801721

Erboristeria Di Leo
via Marconi 18, 40033 Casalecchio di Reno (Bologna)
tel. 051-576690

Natur
via Pecchio 20, 20131 Milano
tel. 02-29512148

L'indirizzo del Bach Center di Sotwell, dove il medico lavorò e visse, e che tutt'oggi si occupa della preparazione dei rimedi, della pubblicazione di testi e dell'organizzazione di seminari è
Dr. Edward Bach Center
Mount Vernon, Sotwell, Wallingford, Oxfordshire OX 10 0PZ
Inghilterra

INDICE

7 Introduzione

I FIORI DI BACH
10 La floriterapia

I FIORI DI BACH
DALLA A ALLA Z
22 **1 Agrimony**
23 **2 Aspen**
25 **3 Beech**
26 **4 Centaury**
28 **5 Cerato**
30 **6 Cherry Plum**
31 **7 Chestnut Bud**
32 **8 Chicory**
35 **9 Clematis**
37 **10 Crab Apple**
39 **11 Elm**
40 **12 Gentian**
42 **13 Gorse**
43 **14 Heather**
45 **15 Holly**
46 **16 Honeysuckle**
47 **17 Hornbeam**
49 **18 Impatiens**
51 **19 Larch**
53 **20 Mimulus**
54 **21 Mustard**
56 **22 Oak**
57 **23 Olive**
59 **24 Pine**
60 **25 Red Chestnut**
62 **26 Rock Rose**
63 **27 Rock Water**
65 **28 Sclerantus**
66 **29 Star of Bethlehem**
68 **30 Sweet Chestnut**
69 **31 Vervain**
71 **32 Vine**
72 **33 Walnut**
74 **34 Water Violet**
75 **35 White Chestnut**
77 **36 Wild Oat**
78 **37 Wild Rose**
80 **38 Willow**

CURARSI DA SOLI
CON I FIORI DI BACH
84 Guida alla scelta
dei fiori
92 Come utilizzare
correttamente
i fiori di Bach
99 Il rimedio
di pronto soccorso

102 Repertorio dei sintomi

122 Appendice
bibliografica
e documentaria

CorpoMente:

Tante proposte, antiche o modernissime, per aiutarci a ritrovare i legami fra corpo e mente, fra saggezza orientale e razionalità occidentale, fra la tradizione e l'attualità.

MEDITAZIONE
Il viaggio interiore

IL METODO FELDENKRAIS
Imparare a muoversi,
imparare a vivere

CHAKRA
I sette centri della forza

RESPIRARE
Come liberare l'energia vitale

SHIATSU
Per ridare energia
a tutto il corpo

YOGA
Gli esercizi di base
dell'Hatha yoga

VEDERE
La ginnastica per gli occhi

BIOENERGETICA
Come sbloccare le tensioni
e liberare le emozioni

COLORI
Energia creativa
e potere curativo

TAIJI
La via dell'armonia

FIORI DI BACH
La floriterapia contro
le emozioni negative.

EUTONIA
Per educare il corpo
ai movimenti naturali

SOGNI
In che modo ricordarli
e interpretarli

QI GONG
L'arte del movimento
per risvegliare l'energia vitale

ZEN
Per imparare a vivere
con gioia e consapevolezza

REIKI
Nel potere delle mani
le capacità dell'autoguarigione

TRAINING MENTALE
Esercitare e sviluppare tutte
le potenzialità fisiche e mentali

**GRAFOLOGIA
E QUATTRO ELEMENTI**
Fuoco, Terra, Aria, Acqua
e analisi della scrittura

AYURVEDA
La scienza della vita

LA DANZA DEL VENTRE
Il movimento che nasce
dal centro

SCHMIDT, Sigrid

I fiori di Bach.

Como, red edizioni, 1995
128 p. ill. 21 cm (Corpomente, 11)

1. Floriterapia
2. Fiori, Uso terapeutico

ISBN 88-7031-841-9
CDD   615.32

I volumi pubblicati da red edizioni sono corredati da una scheda bibliografica, redatta secondo le norme di catalogazione della Biblioteca Nazionale Italiana.
Ciò vuole essere un contributo, certamente modesto ma concreto, al lavoro svolto dai bibliotecari italiani per un migliore funzionamento degli istituti in cui operano.
L'iniziativa tende inoltre a favorire l'organizzazione delle informazioni bibliografiche in tutte le sedi della documentazione (biblioteche scolastiche, specializzate, aziendali, eccetera).

*Finito di stampare nel mese di ottobre 1997
dalla Canturina - Cantù (Como)*

*Edizioni di red./studio redazionale
periodico bimestrale numero 11/95
registrato con il numero 7/93
presso il Tribunale di Como
direttore responsabile:
Maurizio Rosenberg Colorni*